皮膚解謎

為你拆解逾 20 個惱人的皮膚問題

皮膚科專科醫生

陳湧 著

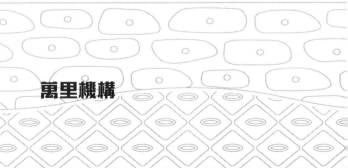

萬里機構

Foreword

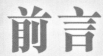
前言

Most diseases of the skin are not life – threatening. But they are chronic and may affect the patients' appearance. Hence dermatologists need to practise with patience and empathy.

Skin diseases may also be a manifestation of many systemic diseases. Dermatologists therefore should have a good knowledge of general medicine.

Furthermore, there have been many important discoveries in the aetiology and treatment of skin diseases in the recent 2 decades. For these reasons It is most timely that Dr. Yung Chan who graduated from the University of Hong Kong wishes to publish a book to share his experience as a dermatologist practising in Hong Kong.

The book is reader-friendly and can be understood by doctors as well as the general public. I am sure it will be entertaining as well as educational.

Professor YOUNG Rosie Tse Tse
GBM
Emeritus Professor Department of Medicine, University of Hong Kong
Honorary Clinical Professor

雖然大多數皮膚病不會危及病人生命，但因為皮膚病的病情屬慢性，及可能影響患者的外觀，皮膚科醫生需要以耐心和同理心醫治患者。

　　皮膚病也可能是許多全身性疾病的表現，因此皮膚科醫生應該對醫學有很好的了解。近 20 年來，在皮膚病的病因學和治療方面也有許多重要發現。因此於香港大學畢業的陳湧醫生，希望出書分享他作為在香港執業皮膚科醫生的經驗。

　　這本書易於閱讀，內容對醫生和公眾都容易理解，我相信閱讀本書將是富有娛樂性和教育性的。

楊紫芝

楊紫芝教授

大紫荊勳賢

香港大學內科學系榮休教授

名譽臨床教授

（譯：陳湧）

前言

　　我認識陳湧醫生已超過 20 年了，一直以來，他是一位認真的醫生，而他所從事的專科非常重要，也影響了很多人。現在陳醫生於這本非常有趣的書中分享了行醫的經驗。

　　適合自己的皮膚護理是每個人也應該學習的，健康的皮膚及適當的皮膚護理除了可助提高自信外，亦可幫助減少皮膚病的風險，例如適切的防曬可減低曬傷及皮膚癌的風險。但市面上皮膚產品種類繁多，要知道如何選擇至為重要。究竟自己需要哪幾種護理程序？需要使用哪一類的皮膚護理產品？即使選擇基本的洗面潤膚等也有不少值得留意的地方，不是某一種產品適合每一個人，書中亦有分析各種常用產品的資訊可供有需要人士參考。

陳湧醫生於本書中分享了一系列有趣的皮膚疾病個案，從各個不同的故事當中，可以發現有些是常見的皮膚毛病，但可以對患者生活帶來困擾；有些則是從皮膚的病徵找出重要的全身疾病，從而及早得到治理。每個故事後亦有討論一般治療方向。

我誠意推薦本書給對皮膚病及其治療有興趣的人士閱讀！

Lai Ching Lung 龍

黎青龍教授

香港大學內科學系榮休教授

名譽臨床教授

Preface

自序

　　當我執筆寫自序時，剛剛醫學院的同班同學以全班名義出版了一本書，當中記載了不少值得回顧的求學時期片段，更有不少同學分享了醫治病患時的難忘經歷，令我回想起這20年執業生涯的點滴。

　　我畢業時香港經濟差得使醫院要減少培訓醫生的名額，所以有些同學未能入讀心儀的專科受訓，而我機緣巧合下受聘於衛生署的皮膚科，因大學時接觸皮膚科的時間不長；所以剛畢業不久便要照顧皮膚病患者實在是一大挑戰，但亦因為當時正值2003年沙士，部分患者取消預約，令本來忙碌的診症時段可騰出一些學習的時間，當遇到不太熟悉的病症和缺乏信心去做好的皮膚手術時，也有較多機會請教其他同事，令自己更為安心。

　　因為在香港的醫療制度下，皮膚科是內科的分科，專科培訓是需要先完成內科的培訓。我於皮膚科工作了幾年，當時的上司鼓勵我正式接受專科培訓，讓我能鼓起勇氣重返醫院，由駐院醫生做起。由於我當時已經有幾年皮膚科的實戰經驗，而醫院裏並沒有駐院的皮膚科醫生，所以當同事遇到皮膚科患者時也常找我一起討論，而我亦終於開始接觸其他分科，如心

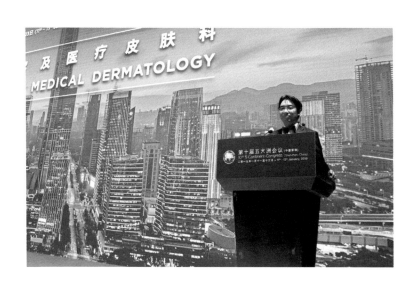

臟、腸胃等的病症，讓眼界大開。有很多次面對病情危急的患者，責任很大，但成功穩定情況時滿足感更高，以至本來也曾考慮應否投入另一分科，最後我幸運地完成內科培訓後，得到回歸衛生署的皮膚科，接受專科培訓的機會，重新再一次了解皮膚病症。及後私人執業時，令我有機會學習更多的新技術。

「醫生，我皮膚咁樣點見人？」、「我痕到成晚瞓唔到！」、「呢粒嘢咩嚟㗎？係唔係癌？」……相信這些對話對

每一位診治皮膚病的醫生來說都會經常出現。皮膚病症大多沒有其他器官的疾病來得危急和致命，但皮膚始終是人體最大、最外露的部分，是身體防止病菌或有害物質的第一道防線，同時當出現問題時亦非常明顯和非常困擾患者。有些皮膚病出現於面部或手腳時，令本來身體活動機能沒有不良的患者卻因皮膚問題而變得足不出戶，不想見人；有些皮膚病會引起痕癢，令沒有其他心理疾病的患者卻變得焦慮、失眠；更有些皮膚病是身體其他疾病的訊號，當醫生成功發現箇中的關聯時，可幫助患者更早確診及接受治療。

另外，頭髮、指甲和性病也是皮膚科醫生常常會醫治的問題，如脫髮、指甲變形、下身不適等均可以非常惱人。所以當我每天為病人診症時，我明白自己並非如電視劇中醫生般救急扶危，卻希望能為病者減輕因病情而帶來的不適，改善他們的生活質素；多一句問候，也希望可以在艱難中送一點暖。

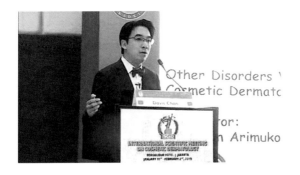

雖然並不多皮膚病可以「斷尾」，但隨着醫學科技的進步，近年治療皮膚病的方法比以前更多更有效，過往使人頭痛的頑疾也可得到更多改善，例如生物製劑或新式免疫系統治療可針對性地治療嚴重的濕疹、銀屑病等；手術發展到能更有效地治療白蝕；新類型激光可更有效地處理色斑；新式皮膚注射物、埋線材料令術後效果更自然長久，皮膚治療的發展令患者及醫護為之雀躍不已。

本書中，我嘗試從不同病例中探討及分析常見的皮膚問題及治療方法等資訊；為保障個人私隱，文中提及的個案內容已略為修改，而當中所涉及的病情及治療方法亦因應每個人的情況不同，未必適用於所有人，所以有需要時應先諮詢醫生的專業意見。

陳湧

陳湧
皮膚科專科醫生

Contents

目錄

Part I 皮膚個案逐一睇

Chapter 1 免疫力系列

Chapter 2　感染系列

Chapter 3　皮炎及痤瘡系列

Chapter 4　皮膚增生系列

Chapter 5　醫學美容系列

Part II 皮膚產品知多啲

皮膚結構
(Skin Structure)

　　皮膚是身體最大的器官,包裹着整個身體大部分的地方。因為皮膚在身體上是最為外露、最顯眼的部分,所以有任何狀況或瑕疵也很容易被察覺,病人可能不容易發現隱藏在體內的腫瘤,卻容易留意到皮膚上長了一粒小暗瘡。功能上,皮膚是人體接觸和感受外界環境的一道橋樑,同時也是保護着身體免受不良物質入侵的屏障,亦避免身體水分、體溫等流失。皮膚的厚度於身體不同位置都不同,如眼皮最薄,腳底最厚;厚度也會隨着年齡、性別、種族有異,而有否使用過量類固醇藥膏也可影響皮膚的厚度。

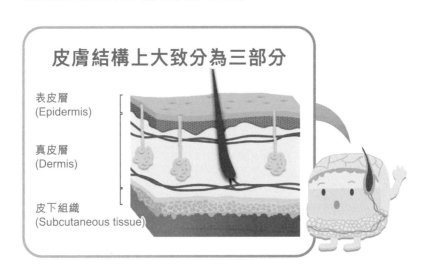

皮膚結構上大致分為三部分

表皮層
(Epidermis)

真皮層
(Dermis)

皮下組織
(Subcutaneous tissue)

皮膚結構上大致可分為以下三部分：

〰 表皮層（Epidermis）

表皮層是最表面的一層皮膚組織，主要作為保護屏障以阻隔外來有害物質，表皮層中可再分為不同部分，各司其職。表皮細胞從基底層慢慢不斷往最表皮生長需時約 14 天，再從最表面角質層脫落另需 14 天，所以表皮更新大致總需時 28 天。當表皮層受傷時，只要基底細胞沒有受到破壞的話，傷口會完全復原不留疤痕，而黑色素細胞、免疫細胞也在表皮層當中。

〰 真皮層（Dermis）

真皮層位於皮膚中層，緊接於表皮層之下，具有大量纖維組織、膠原蛋白、透明質酸及水分等，令皮膚飽滿及富有充足彈性，皮膚的血管神經、毛囊、皮脂線、汗線等也集中在真皮層。

〰 皮下組織（Subcutaneous Tissue）

皮下組織是三層中最深最厚的一層，緊接於真皮層之下，主要為脂肪細胞，幫助身體保溫、紓緩衝撞，而深層血管淋巴也在此層。

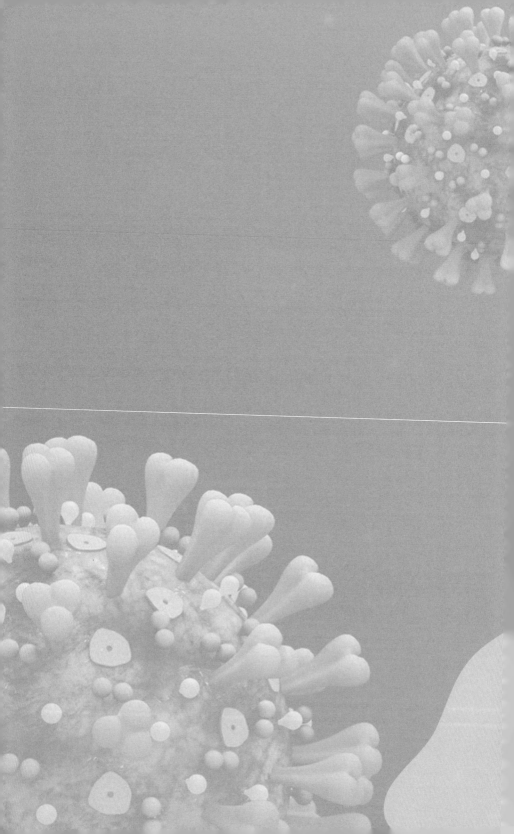

皮膚個案逐一睇

Chapter 1
免疫力系列

01 甜品師傅之苦——

銀屑病 (Psoriasis)

40多歲的黎先生，幾年前開了一間糕點店，一直醉心製作糕點，每當有空閒時間也喜歡在廚房內烤烘甜品及麵包條，鑽研各式各樣的西式糕點，十分勤力。用雙手搓及攪拌麵粉更是他每天的指定動作，也是他最享受的一個製作糕點的步驟。可是，有一天他發現重要的雙手竟然開始不太靈活，搓麵糰時手指更會感到疼痛，及後指甲亦變得容易折斷，令黎先生不能靈活運用手指。

此時，他感到十分沮喪，莫非真的要中途放棄自己一直追求的夢想，以後也不能再當甜品師傅？究竟是甚麼問題為黎先生帶來沉重的憂慮及影響他雙手的活動功能？為何關節突然惡化？

壓力令皮膚問題加劇

其實黎先生於20多歲任文職的時候，便發現自己的耳部、背部及手肘位置出現紅腫及輕微痕癢，也有皮屑於這些部位脫落。由於當時他誤以為自己患的是家中成員也有的濕疹，所以並沒有求醫處理，每次感痕癢時則隨手用家人治療濕疹

的外用藥及潤膚膏，用藥後情況好一點，但停藥後數天就再出現脫皮紅疹。由於那時候他的工作相當困身，經常須要穿梭中港兩地，及患處範圍不算太大，一直未有求醫。

近來黎先生開糕點店後壓力隨之增加，皮膚上的患處開始擴大及變厚，輕輕掃一掃，身上鱗屑便會隨處飄落，尷尬非常。再加上他雙手的關節出現疼痛，對他造成極大的情緒困擾，所以他決定不再猶豫，馬上求醫尋找患病成因及治療方案。求醫之後，黎先生才赫然發現自己患的並不是濕疹，而是銀屑病。手指關節上的疼痛及變化更是銀屑病關節炎的徵狀，指甲變形亦是銀屑病病徵之一。

銀屑病的成因

銀屑病暫時未有確實成因，但是與以下因素有密切關連：

1. 遺傳：暫時已有多個基因被發現與銀屑病有關。假若父母有銀屑病的話，下一代患上的機會較高。

2. 免疫系統問題：部分免疫系統出現紊亂失調，出現自我攻擊，令皮膚持續發炎和增生。新陳代謝加快，令大量皮屑掉落，外觀上便會出現紅疹及脫皮。

另外，吸煙飲酒、天氣乾燥、精神壓力、皮膚受傷、身體受感染，或某一些藥物對銀屑病的病情有負面影響。

甚麼是銀屑病？

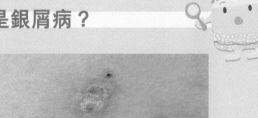

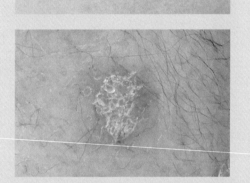

　　銀屑病（Psoriasis）雖俗稱「牛皮癬」，但並非真菌感染，而是一種自身免疫系統疾病。香港平均每約 300 人就有一人患有此病，屬常見的慢性皮膚病之一。銀屑病除了最常見的「尋常型」之外，臨床上亦有其他型態，如「膿包型」、「紅皮型」、「反轉型」及「雨滴型」。「尋常型」多於頭皮、手腳、背部等位置出現一塊塊脫皮皮膚紅疹，而脫皮情況如一塊塊銀色皮屑掉下。發病年齡多為 20 至 30 歲，及 50 至 60 歲這兩個年齡組別，然而其他年紀也可發病。

～～ 不只是皮膚，身體各器官也可受影響

　　銀屑病並非只影響皮膚，更可涉及全身各個器官。由於皮膚是人體最大器官，如人體上大面積的皮膚在發炎，也會對身體造成壓力。部分患者會發展成指甲銀屑病及銀屑病關節炎。最典型的指甲銀屑病徵狀包括甲中間有粒油滴狀紅點、甲板增厚、甲肉分離、甲面有坑紋等，影響儀容及指甲功能。而銀屑病關節炎，包括手指、腳趾，甚至脊骨關節紅腫、僵硬、疼痛，以及出現筋腱炎。嚴重個案有關節變形風險，影響之後關節活動能力，所以不容忽視。

　　因為銀屑病皮損對患者外觀的負面影響，可令患者減少社交，影響自信、導致抑鬱、焦慮等問題。另外，此病可增加病人「四高」風險：膽固醇、糖尿病、血壓及體重均可上升及加劇；亦有醫學文獻發現銀屑病患者有較高心血管閉塞和中風的風險，所以患者應多加留意飲食健康。

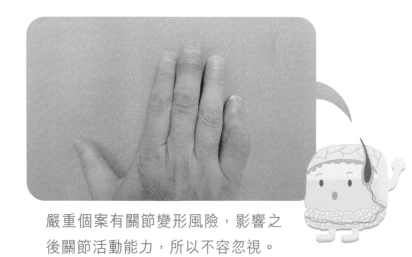

嚴重個案有關節變形風險，影響之後關節活動能力，所以不容忽視。

≋ 評估銀屑病的嚴重程度

患者病情的嚴重程度主要從醫生客觀及患者生活質素評估。如醫生一般從皮膚影響範圍大小，或再綜合患處厚薄、脫皮多少、紅色程度（如 PASI），給予客觀分數。但有時客觀評估未必能完全反映患者受病情影響的程度，所以醫生亦會評估患者生活質素（如 DLQI 問卷），或有否其他共病等，更能了解患者如社交、工作、生活細節上的不便程度，從而作出更合適的評估。

≋ 銀屑病治療方法

◢ 外用藥膏用以控制輕度患者

在治療方面，如病情屬輕微至中度，如皮膚影響範圍較小，可先用外用藥物，包括類固醇、焦油、維他命 D 衍生物等；使用類固醇藥膏需要留意使用的時間及強度，醫生會跟據患處位置及嚴重程度決定，患者不必太擔心。但外用藥始終藥效未必足以控制中度至嚴重患者，大面積搽藥亦十分費時，長期用高強度類固醇藥膏也可導致皮膚變薄，因此需要定期覆診，讓醫生評估藥效及副作用。

◢ 中度至嚴重患者治療方案

當病情不受外用藥物控制甚至惡化，患者或要考慮紫外光治療、整體抑制免疫系統的口服藥物或生物製劑治療。

• 紫外光治療

紫外光治療以紫外線 A 及 B 照射皮膚，有助減低發炎。但治療需要每星期兩至三次，每次十多分鐘或以上，在職人士未必可抽空接受治療。治療期間，醫護需全程監察儀器，以減低過度照射紫外線，但即使如此，患者皮膚仍有可能會曬傷曬黑，皮膚加速老化等問題。

• 傳統口服藥物

口服藥物，如甲氨蝶呤（Methotrexate）、環孢素（Cyclosporin），廣泛地壓抑免疫力，從而幫助減低銀屑病發炎反應。用作治療銀屑病。雖有一定效果但亦有機會帶來不同副作用，包括降低患者抵抗力、高血壓、損害肝臟或腎臟功能等。所以用者需定期抽血檢驗以監察副作用。另外，阿維 A（Acitretin）雖不影響免疫系統，但也可能導致皮膚乾燥、肝臟功能受損等情況出現。

• 生物製劑治療

隨着科技日益進步及對銀屑病病理有更多的理解，現在有新一類型藥物：生物製劑治療銀屑病。生物製劑是通過生物過程或由活細胞製成的藥物。此類藥物非常具針對性，可用以抑制某一個細胞物質以控制病情，因此療效較好，副作用亦相對輕微，但藥費較高。

從第一代用來治療銀屑病的生物製劑開始已有十多年，到最新的一代，如白細胞介素 17 或 23 的抑制劑的針對性更高，而現時亦有不少新類型藥物處於研究階段，現有的生物製劑部分有較長歷史；部分對關節炎有較高療效；部分只需兩、三個月注射一次，各有好處，醫生會跟據各病人的情況作出建議。但即使此類新藥物仍只能控制病情，不能「斷尾」，患者仍需長期注射。

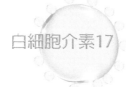

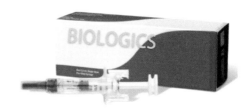

本節中的黎先生因皮膚上不少範圍均受銀屑病影響，之前所用的外用藥未能控制，最近更開始有關節炎。所以與皮膚科及風濕關節科醫生深入討論後，黎先生選擇使用生物製劑治療，而用藥兩個月後皮膚紅塊及關節病徵也得到很大程度的紓緩，令黎先生可繼續發展他的事業。

控制銀屑病小貼士

　　控制銀屑病，最重要保持自身免疫系統穩定，例如確保自己有健康身體，均衡飲食及充足休息，並保持心情樂觀，以及減少皮膚受傷的機會，均能降低患銀屑病的病發機率。由於紫外線有助改善銀屑病的病情，患者可以選擇多曬太陽，但千萬不應過分曝曬。另外，銀屑病的症狀可反反覆覆，患者應時刻留意身上有否出現不明的紅斑掉落皮屑、關節活動能力，留意血壓，遵照醫生的用藥建議，令治療更易控制病情及避免出現嚴重併發症。

心情樂觀

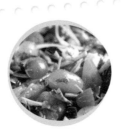

均衡飲食

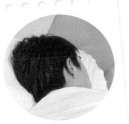

充足睡眠

男髮型師從此告別短髮——

斑禿 (Alopecia Areata)
俗稱「鬼剃頭」

剛過 31 歲生日的 Thomson，個子很高，皮膚白晰，外表俊朗，每天上班前也會悉心打扮，衣著入時，理髮更會花上半小時以上。為甚麼 Thomson 每天也要費盡心思務求展現出他的品味及時尚感呢？其實是百分百為了工作而已。Thomson 是入行超過 8 年的髮型師，他笑說很多新客戶也會挑選店內髮型最好看的那位師傅替他們拯救髮型，同時也會憑師傅的衣著判斷是否他們喜歡的風格。

〰 一夜間掉下大量頭髮

有一天，Thomson 如常早上起床準備打扮，可是他第一眼看見枕頭時馬上被嚇破了膽！為何整個枕頭上皆是已掉的頭髮？他腦袋頓時空白了數分鐘，內心充滿着恐懼與不安。他馬上奔跑到浴室看看鏡子，幸好前面及頭頂的頭髮沒有異樣，但家人卻發現他後面的頭皮出現了 3 個邊界分明及沒有頭髮的圓形，每個圓形約 3 厘米大。全家人也感到十分驚訝，為何一夜間年青力壯的 Thomson 會掉下大量頭髮？家中也從來沒有脫髮病史。

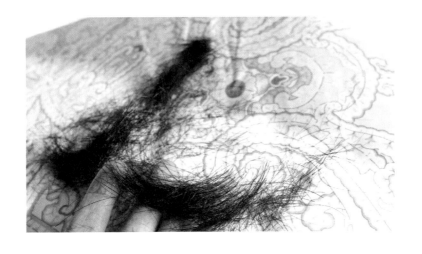

　　這次對 Thomson 的心情造成很大傷害，由於脱髮的位置很難遮掩，他只好馬上向公司請假及立即求醫。醫生用皮膚鏡觀察 Thomson 的頭皮後，便診斷他患的是斑禿（俗稱「鬼剃頭」）。經過治療後，雖然 Thomson 逐漸長出新頭髮，但為了避免日後再次患斑禿影響上班，他從此決定告別短髮，用一把長髮遮掩後尾枕。

藥物有效令頭髮重生

　　因為斑禿是屬於非疤痕性脱髮的一種，毛囊還存在，頭髮是有機會重生的。部分個案，尤其是病情較輕的患者可自行痊癒，但如果脱髮範圍大，或病情愈益嚴重的話，醫生確診後亦會考慮治療，以增加頭髮重生。醫生或會建議一些外用生髮水，或外用類固醇藥水均可幫助加快復原。醫生亦可能會考慮於患處注射藥物（如類固醇）來治療，無針頭皮注射

器可減輕注射時的痛楚，一般不需麻醉已可進行治療，患者大多需要接受數次，每月一次的治療。而頭髮重新生長時大多為髮質較幼，較易折斷的白色頭髮，再慢慢生長出更健康的頭髮，所以見到頭髮再生但又再脫落的話亦不需氣餒，只要繼續接受治療，待髮囊恢復就會有更健康的頭髮。

嚴重個案有機會需要用口服類固醇控制病情。另外，切勿亂用偏方，搽酒精不但沒有醫學根據，更可刺激頭皮而導致皮炎，令問題惡化。斑禿雖然並不會影響個人身體健康，但面對突如其來的脫髮，尤其是大範圍的嚴重患者可以引起心理壓力，始終大多數病人亦會痊癒，患者應保持心境開朗，耐心等待頭髮生長。

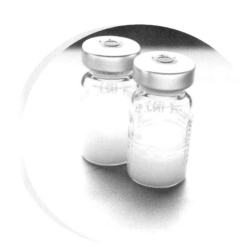

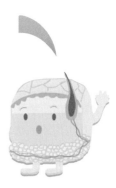

醫生可能會考慮於患處注射藥物來治療斑禿。

甚麼是斑禿？

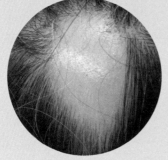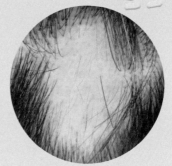

斑禿（Alopecia Areata）是皮膚常見的局部脫髮疾病，患者可於頭皮的小範圍突然脫髮，出現一個個光脫脫的頭皮，但附近頭髮則仍然正常，看上去就像被偷偷剃去頭髮，所以又稱為「鬼剃頭」。脫髮範圍有機會逐漸變大，嚴重個案更不只局部頭髮脫落，整個頭皮的頭髮（Alopecia Totalis），甚至身體其他位置的毛髮，如眉毛、腋毛也可於短時間內脫光（Alopecia Universalis）。斑禿暫時確實成因未明，但相信為自身免疫系統疾病，免疫細胞攻擊毛囊而令頭髮掉落，大約每一千人就有一個於一生中患上斑禿。男女也可受影響，患者以年輕人較多，而家族成員中曾患有此症、學習、工作或生活壓力大，本身有其他免疫系統疾病，如甲狀線疾病、白蝕等人士的患病風險亦較高。

白蝕 (Vitiligo)

20 歲的卓玲，自少喜愛動物，家中養了各種的寵物，有貓、狗、小白兔、大龜等等，年紀輕輕便立志要成為一名獸醫，希望畢生幫助動物。終於接近了達成夢想的第一步，就是成功入讀了英國最大的獸醫學院。其實，適應留學生活對於卓玲來説不是很容易，因為以往一直習慣由爸爸媽媽悉心照料生活所需，家務也有姐姐幫忙，如今每天也要分配時間收拾及清潔房間、添置日用品等等，真的不容易。卓玲性格較為內向，她每天也多花時間鍛煉口語、希望多跟導師直接交流及融入外國文化，但起初學習上有點趕不上，因此也增添了不少壓力。

白髮漸多且額上有白點

有一天，她梳頭時發現髮線對上的頭髮根有一撮好像變了白色！當時她感到很驚訝，沒有想過仍是大學生的卓玲就長出白髮，而且數量漸漸變多。難道外國的生活讓她瞬間衰老？她告訴了在香港的家人，起初卓玲的媽媽以為白髮是壓力引致，並安慰她不需太擔心，試試定期做運動減壓。卓玲也盡

量嘗試週末去附近公園跑步，放鬆自己，以免再大量長出白髮。可惜已長出的一撮白髮沒有變回黑色，而且有惡化趨勢。她更發現額頭較上的位置有幾點白色，長在面上令她非常緊張，開始害怕自己有否患上甚麼怪病！趁着聖誕節長假，卓玲馬上回港希望求醫及得到適當治療。經仔細診斷後，卓玲才發現自己患上白蝕。

白蝕病徵分兩類

白蝕分為節段性（Segmental）和非節段性（Non-segmental）。非節段性較常見，即白蝕患處出現在身體左右兩邊，這類患處擴大的風險較高，也較大風險與自身免疫系統失常有關。節段性則指患處只出現於患者左或右側，此類患處擴大風險較低，可能與神經化學物質有關，如皮膚受傷、壓力等。因為白蝕患處缺少黑色素保護，所以皮膚較易曬傷，患者應減少曝曬。其他皮膚疾病，如汗斑、白糠疹也可以令皮膚色素變淺，外觀上不及白蝕般白，只是膚色較淺。醫生有需要時會使用紫外光燈幫助檢查，白蝕患處於紫外光燈下有熒光反應，而這檢查也能幫助找出一些較不明顯，或較早期的白蝕患處。

甚麼是白蝕？

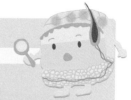

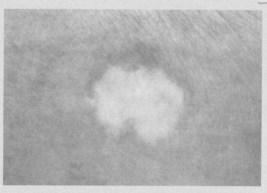

　　白蝕（Vitiligo）又名「白癜風」，是慢性皮膚變白的病症，任何年齡或性別也可能病發。確實成因不明，但懷疑與免疫系統失常有關，患有自身免疫系統疾病或家族中有白蝕患者的人士較大風險患有白蝕。醫學界認為免疫系統誤將自身黑色素細胞當成敵人而攻擊它們，導致患處色素消失，皮膚呈現白色的斑塊。如果本身膚色比較深，白色患處會格外明顯。白蝕多數出現於面部、頸部、手背等位置，患處的毛髮也可變白。雖有礙觀瞻，影響患者自信及社交，但不會對身體健康有其他不良影響，也不會傳染他人。

按病情而採用相應的治療方案

治療方面，醫生可為病人處方外用藥。外用藥於早期患處（如一年內出現）較為有效，但即使如此，外用藥物出現效果需時較長，療效相對較低，但對於一些相對不重要或不太影響患者的位置也不失為一個好的方法。有需要時醫生會建議間斷使用類固醇與非類固醇藥膏，以減輕長期用類固醇藥膏的風險。若效果未如理想，可考慮用其他治療，如光學治療，刺激黑色素生長，但治療需時較長，治療次數亦較多，一般療程需數十次治療，並且未必每位患者也可以經光學治療後回復均勻膚色。

當病情穩定，即一年內白蝕位置沒有再擴大，而其他治療方法沒足夠療效的話，病人可考慮以皮膚移植手術治療。移植手術分為組織移植及細胞移植，醫生會在有正常黑色素的位置而又相對不太起眼的位置，如臀部或大腿，提取皮膚組織或黑色素及表皮細胞，並移植到患有白蝕的皮膚上，手術治療一般需數小時。較新的移植方法是分解出細胞作移植之用，比往傳統以組織移植方法能治療較大患處，成功移植便可以改善受影響皮膚的外觀。手術患處有可能受感染，留有疤痕，移植的細胞也不一定可以於患處成功生長，所以手術後也未必可成功長出黑色素。

〰 時刻保持警覺 小心復發

暫時並未有根治白蝕的方法，即使接受治療得到改善後，仍有復發或出現新患處的風險，所以患者仍需保持警覺。有需要的病人可選用化妝品暫時遮蓋，但白蝕患者應避免以紋身方法遮掩，因紋身時所引起的皮膚創傷可導致新的白蝕出現。現正有一些新藥在研究中，希望將來可為患者帶來新希望。

✚ Dr. Chan 話你知

可否透過曬太陽來曬黑白蝕？

由於白蝕患處已沒有活躍的黑色素細胞，即使曬太陽也不能令患處變回原來色素，反而曬太陽會令患處附近正常的皮膚膚色變得更深，讓白蝕更明顯；亦因為白蝕患處沒有黑色素的保護，從而令皮膚更易曬傷。

04　瘀色黑眼圈與癌症有關？

皮肌炎
(Dermatomyositis)

　　60 歲的李太十分注重個人衛生，尤其於新冠肺炎疫情期間，她經常清洗雙手，雖然發現指甲邊的皮膚有些紅腫，但因為需要幫女兒照顧剛出生的孫子，所以堅持不停用殺菌洗手液洗手。後來不知為何，李太發現雙眼的眼皮周圍皮膚不時會出現紅腫，以為自己太勞累而出黑眼圈和濕疹，自行購買藥膏使用，起初有一點進步，但時好時壞，最後看醫生，才發現自己沒有患上濕疹。

　　醫生發現李太每隻手指指甲邊都出現不少血絲，並不是與近日抗疫期間因多洗手有關的甲溝炎；眼周皮膚帶有暗紫的紅疹，並非普通濕疹敏感。原來這些病徵拼湊起來與免疫系統疾病有關，遇到這情況醫生會考慮皮膚切片活檢以確定病情，但因李太除了眼睛附近皮膚有紅疹外，沒有其他位置的皮膚有適合做切皮化驗的患處，所以醫生安排一系列的血液化驗及其他檢查，最後確診為皮肌炎。

甚麼是皮肌炎？

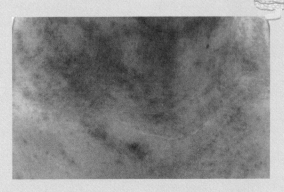

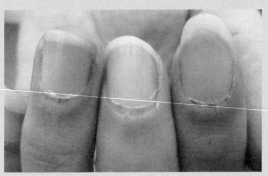

　　皮肌炎（Dermatomyositis）是指以皮膚及肌肉為主的慢性發炎，雖然罕見但卻是一種重要的疾病，主因是免疫系統失調，錯誤攻擊自身組織而導致發炎。確切的病因仍不清楚，但相信與遺傳或身體受病菌感染有關；有一些患者，尤其是長者，可能患有潛在的癌症，如鼻咽癌，肺癌等，從而引起這種免疫疾病。

　　病人通常會先發現皮膚問題為最早期的病徵，如較多接觸陽光的皮膚位置會出現偏紫色的紅疹，如眼睛周圍、頸、手背等，患者可能有痕癢或疼痛感，手指周圍亦可出現微絲血管擴張，關節位置也可出現紅疹（Gottron's Papules）。雖說這種眼周紅疹是十分典型的臨床病徵，但其實不少病人很難從外觀上分辨出來，有時患者如李太一樣，有機會誤以為是黑眼圈或敏感肌膚而忽略了病徵。

　　有關肌肉的病徵大多較皮膚的病徵遲出現，而肌肉方面的早期病徵亦容易被忽視，如手腳疼痛無力；到較後期，如起床、行樓梯和舉手有困難時，已可能代表肌肉的發炎變得更嚴重。小部分皮肌炎患者的病情沒有明顯的影響肌肉，只有典型皮膚病徵。除了皮膚及肌肉這兩個主要器官之外，患者的肺部、心臟、腸道亦可能會受到影響，併發症則對肺部的影響，如肺部纖維化較高危。

　　患者病發的年齡以兒童（約 5 至 15 歲）及成年期（約 50 至 60 歲）較多，根據統計，女性患病機率較男性高；兒童的病例較少與體內癌症有關，一般對治療的反應亦比成年患者好。

≋ 一系列測試方法

因為皮肌炎患者可能會引發併發症，甚至可能是體內患上癌症有關，且早期病徵並不明顯，所以對皮肌炎而言，準確的診斷至為重要。醫生除了從病歷、身體檢查外，如遇到懷疑個案，會安排一系列的測試幫助確診。

血液測試：可包括肌肉指數及一些免疫抗體測試，希望綜合評估身體狀況及幫助找出致病原因，其中李太血液中的 Anti TIF1（Anti-transcription intermediary factor-γ）呈陽性反應，代表體內患癌風險較高。

肌電圖和磁力共振成像：也可幫助找出肌肉的發病特徵。

皮膚活檢：於患處切除小部分皮膚作病理學研究，傷口有感染風險及留疤痕，但可直接幫助確診。

醫生一般會替病人作血液及組織學的檢查：如以小手術切除小部分受影響的皮膚或肌肉作活檢，如成年患者一經確診，醫生會根據患者病情，有可能會建議為病人再作進一步檢查，以確定體內有否有患癌症的機會。

～ 藥物有助控制病情

　　用於治療皮肌炎的藥物以類固醇及免疫抑制劑為主，目前還沒有可以預防或完全徹底根治皮肌炎的方法，藥物可有助控制病情，所以大部分患者需要長期使用免疫抑制劑藥物，如口服類固醇、抗瘧疾藥（如 Hydroxychloroquine）、環孢素（Cyclosporin）等，以紓緩症狀，但只要通過適當的治療，一般可以有效控制病情，部分患者可以恢復正常的活動能力。物理治療則有助防止肌肉萎縮，幫助復康及恢復肌肉活動功能。另外，做足防曬以減少陽光對皮肌炎的誘發亦十分重要。如果只是皮膚受影響的一類患者大多以外用類固醇藥膏或抗瘧疾藥以控制紅疹。

　　及早診斷對控制病情很重要，如果面或手部這些常外露於陽光位置持續出現紅疹，又或發現肌肉無力，尤其是蹲下後起來有困難、上樓梯或舉起重物較平常辛苦，情況持續，甚至越來越嚴重的話，應及早諮詢醫生意見。如李太起初只是手指甲周邊出現紅疹，但也算是一個契機，讓醫生及早找出可能潛在的癌症。

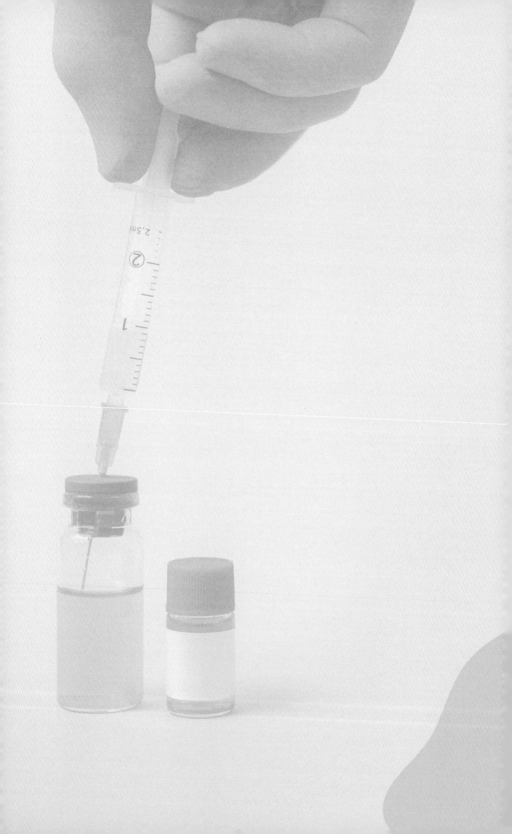

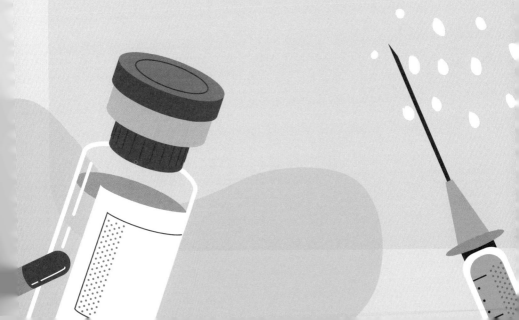

皮膚個案逐一睇

Chapter 2
感 染 系 列

05 體育教練長痛不如短痛——

腳底疣 (Plantar Wart)

現年 35 歲的王先生，自少便十分好動及熱愛做運動，他笑說對運動的喜愛是與生俱來的。無論是跑步、踏單車、游泳和球類等運動也是每星期必做的。現在他更寓工作於娛樂，當上了學校的體育教練，培育年青一代鍛煉體能及各項運動技巧，訓練他們參加比賽。可是，近日每當王先生運動用腳踏在地上時，便感到腳底有難以忍受的刺痛，但坐着休息一會兒便好些。這不明的腳底痛楚令他相當困擾，因為他非常擔心會耽誤學生們參賽前的操練，所以他決定嘗試忍受住每次踏在地上的痛楚，繼續親身跟學生們練習多項運動。

痛楚比想像中難以忍受

每當王先生做稍微激烈的運動，例如跑步，便會痛得面有難色，甚至需要立即休息去減輕痛楚。他自己檢查了腳板底的表面，發現有兩粒看似雞眼的厚皮，但外觀很粗糙，中間有黑色細點，非常奇怪，按下去時有痛楚。由於等了數星期，情況也未見改善，王先生決定長痛不如短痛，馬上求醫尋求治療，希望可以盡快康復。醫生用皮膚放大鏡檢查後，診斷王先生兩隻腳板底也長了數粒約 1 厘米大的腳底疣（Plantar Wart）。

甚麼是腳底疣？

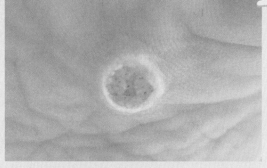

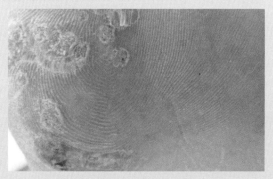

　　腳底皮膚局部變硬變厚是不少都市人的問題，較常見的原因為腳底疣和腳繭或雞眼。如何分辨雞眼和腳底疣？雞眼是由於局部皮膚受到反覆的壓力或摩擦而變硬，通常出現在受壓位置，如腳底、腳跟等位置，因此較易同時出現於兩腳同一位置，而常穿高跟鞋或鞋子太窄的人士較易患上。雞眼外觀上一般偏黃，中央位置可能會有白點凹陷，並不具傳染性。

腳底疣是由人類乳頭狀瘤病毒（Human Papillomavirus，簡稱 HPV）感染引起的，可在皮膚任何位置出現。病毒通過接觸傳染，如有患者曾於公眾泳池邊或瑜伽室走過，之後我們赤腳走動則有可能感染到。另外，如果表皮有微細的傷口或皮膚龜裂，自身免疫系統抵抗力較低的人士更容易受感染。

　　外觀上，腳底疣的表面會較粗糙，大多有很多細少黑點，而實際上這些黑點是供應疣的微細血管。有時肉眼不容易察覺這些黑點，醫生可能需要用刀片刮走一小部分表層皮膚才可確實。雞眼和疣的硬皮也會對附近正常皮膚增加壓力，令患者於走路或站立時感到疼痛，因此不少患者會改變正常的步姿以遷就痛點，長期可導致肌肉或關節不適。

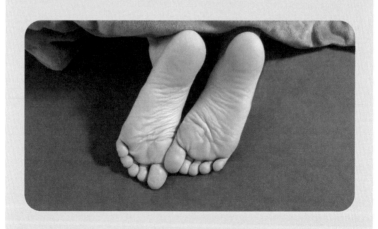

〰 時刻保持個人衛生

　　HPV 病毒會於溫暖，潮濕的環境中存活一段時間。因此，在公共游泳池或其他公眾地方最好避免赤腳，可行的話盡快穿上自己的拖鞋。初期病毒疣症狀不明顯，皮膚表面可能隱約看到白色小粒粒，慢慢才會出現表面不規則的硬塊。如果發現腳部皮膚出現小硬塊，就應提高警覺，儘早求醫。因為如果我們皮膚不幸感染 HPV 病毒，除了病人自己可能愈生愈多疣外，同時亦可能將病毒帶回家，從而令家中抵抗力較低的小童和老人家受到感染。

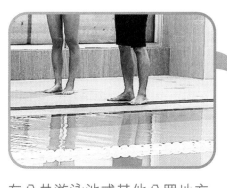

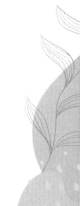

在公共游泳池或其他公眾地方，
最好避免赤腳走動。

扁平疣 (Plane Warts)

今年 36 歲的 Jennifer 在 5 年前誕下一對可愛活潑的雙胞胎，便馬上辭去銀行行政工作，全心全意做全職媽媽，希望把握兒子們的黃金學習時間，幫助他們自小培養良好的閱讀習慣，為未來入學作好準備。她每天跟寶貝們一起也過得很充實，會花盡心思帶他們去公園、農場、郊區、沙灘、博物館、圖書館等等遊學，讓他們大腦有更多刺激。Jennifer 的努力果然沒有白費，兒子們比同齡小孩說話更早、詞彙量更大及說話有條理，就連幼兒園老師也感到驚訝，因為一般也是女孩言語能力比較優異。

〰 小肉粒擴散至全身達 300 粒

時常抱着兒子到處去也令 Jennifer 腰痠背痛，所以她每星期都會去按摩。她留意到按摩師的臉好像很粗糙，好像有一堆微細的肉粒似的。後來過了幾個星期，Jennifer 洗澡時開始摸到背部有些凸起的東西，起初因為自己看不到，以為是油脂粒，便用指甲嘗試抓掉它，感到好像有弄破了一些。不知不覺間，背部的小肉粒好像越來越多，並逐漸擴散到肚及

手臂腋下附近。Jennifer 終於看到這些小肉粒的外觀了，它們邊界清楚及略帶啡色，扁扁平平的。她馬上也細看兒子和丈夫的皮膚表面，赫然發現他們身體及臉上也有相同的小肉粒。當她帶全家求診時，已確診患上扁平疣，全身多達 300 粒，並傳染了全家人！

甚麼是扁平疣？

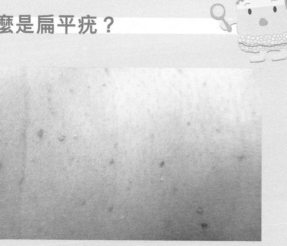

　　皮膚疣多數為啡色，也可以呈肉色，表面較粗糙，形狀多為不規則，患者有時會誤以為面部的扁平疣為雀斑，但皮膚疣會凸出於表皮，雀斑則只是色素問題，不會凸出皮膚表面。皮膚疣有可能愈生愈多，甚至可能傳染給家人朋友，不少病人因怕愈生愈多或傳染給家人才求醫。

07 撳鍵盤都手指痛——

尋常疣
(Common Warts)

30 多歲的戴小姐負責銀行最前線的工作崗位，每天會跟一眾同事於櫃檯前服務客人。她笑說每天皆分秒必爭，尤其是午飯前後的繁忙時段，總是人山人海。雖然大部分時間她也坐在椅子上工作，但也經常會弄傷自己，究竟是甚麼原因呢？原來是因為有些較新的紙幣比較鋒利，處理時容易不小心割破手指。

共用電腦是傳染途徑？

戴小姐並沒有一個固定的工作櫃位，每天也會跟同事共用電腦及鍵盤操作銀行系統。有次，她聽到有一位女同事說於食指上突然冒出了一粒類似「雞眼」的皮膚增生，一用食指打字便感痛楚。另有同事提議，可以借出指甲鉗並幫她試試剪掉處理；結果一剪便痛到流淚，比未剪更痛。該女同事放工後趕到藥房買治雞眼的藥水。大約兩星期後，該女同事食指上又再冒出多兩粒硬塊，更奇怪的是，連同戴小姐及另外兩位同事的手指上也冒出這些皮膚硬塊。戴小姐便馬上跟同事求醫，原來她們手指上長出的是具傳染性的尋常疣（Common Warts）。

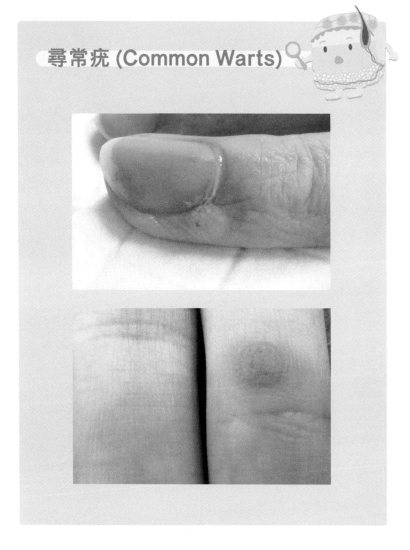

尋常疣 (Common Warts)

〰 治療疣選擇多

常見疣的治療方法包括外用藥物、冷凍治療以及手術切除。醫生會依照疣的位置、大小、數目及深淺等因素,從而選擇最適合的治療方法。

• 外用藥物

用於治療疣的外用藥大都是一些腐蝕性藥物，例如水楊酸，亦有一些用於治療性病疣的外用免疫藥物。水楊酸的酸性可以刺激和腐蝕疣的表皮，但對厚的疣療效較差，多數需要持續使用長時間才有效果。而治療也可能刺激周圍正常皮膚，引起紅腫，甚至出現傷口，所以自行使用時需要小心，盡量避免搽上患處附近正常的皮膚。

• 冷凍治療

冷凍治療（Cryotherapy）是用冷凍劑（通常是液態氮，約攝氏零下 196℃）來凍死受病毒感染的皮膚細胞。較適用於成人和年齡較大的兒童，因為治療時會引起痛楚，需要患者合作。醫生會用噴霧器逐粒直接噴灑冷凍劑，每次治療相隔 2 至 4 週，一般需要多次治療，治療位置亦有機會紅腫和出水疱。在處理面頸位置或較細小的扁平疣時，有較大風險留下啡印。

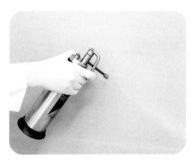
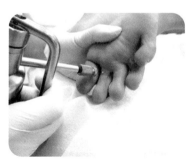

• 二氧化碳激光手術

　　這是常用治療扁平疣的方法，也需要於局部麻醉下治療，治療位置精準，可用於治療大粒或細粒的皮膚疣上，而且治療多屬一次性，但術後皮膚表面會有結痂的傷口，多數維持數天便會自行脫落，傷口大多可回復正常。如治療面、頸部位，術後傷口較少留啡印，但會隨時間而減淡。

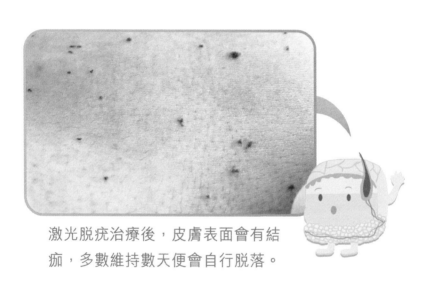

激光脫疣治療後，皮膚表面會有結痂，多數維持數天便會自行脫落。

• 手術切除

　　疣可以通過鉗刮術和電灼（Curettage and Cautery）去除，多用於手腳較大的疣。醫生會先局部麻醉疣周圍的皮膚，然後用儀器或刀片逐粒刮除疣，再以電灼儀器加以氣化受疣影響的細胞和止血。治療效果比較徹底，較適合用於體積較大的腳底疣，但相比激光治療，電灼會造成較大傷口，亦因較難控制治療所氣化皮膚的深度，所以不適合用於較近眼部位置，或太細粒的皮膚疣上。術後初時傷口可能滲血甚至受感染，應避免傷口接觸水和劇烈運動，術後也可能留下疤痕。

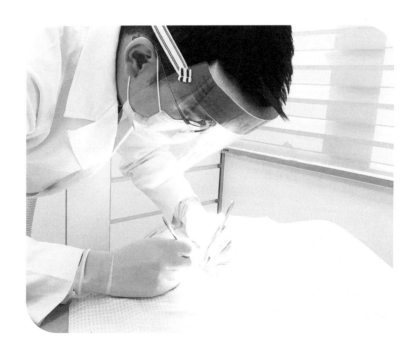

避免共用個人物件 杜絕感染風險

　　皮膚疣患者平日要做足預防措施，以免傳播他人，例如避免接觸自己皮膚上的疣，也應避免與家人共用毛巾、拖鞋。衣物穿着後宜盡快放入洗衣籃，不要與家人衣物同放；應避免共用個人物件如毛巾、鬚刨。另外，要盡量避免嬰兒小孩直接接觸自己患疣的皮膚位置，因兒童抵抗力較弱，容易受感染；到公共地方如泳池及更衣室等也應穿上自己的拖鞋。

　　經治療清除疣後，皮膚也可再次接觸病毒而再受感染，所以即使全部清除，之後亦可復發。所以患者不應掉以輕心，治療完結後留意有否新的「粒粒」出現，儘早接受治療，避免惡化。

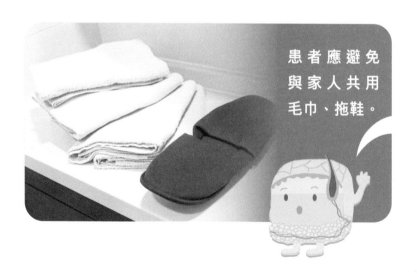

患者應避免與家人共用毛巾、拖鞋。

08 運動家小腿又腫又痛——
蜂窩性組織炎
(Cellulitis)

　　50 歲的 Nelson 熱愛運動及探索大自然。近年他迷上了玩山地單車，每個週末天未光，他便帶齊裝備跟朋友出發，去不同的山路挑戰自己。有一次，他不小心失平衡跌倒，小腿被石頭及樹枝刺傷致流血，不幸的是，有細小的樹枝刺入了皮膚。Nelson 當時忍着痛楚自行拔除，並作簡單止血繼續運動。但是回家發現小腿皮膚有紅腫，幾天後更出現小水泡，情況異常，令他非常擔心。於是他決定求醫，經檢查後發現患上蜂窩性組織炎。

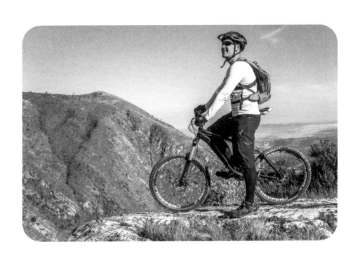

甚麼是蜂窩性組織炎？

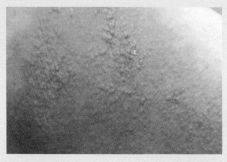

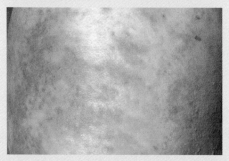

　　蜂窩性組織炎（Cellulitis）是常見的皮膚及皮下軟組織發炎，大多由細菌感染引起。發炎位置多為下肢，但其他皮膚位置也可受影響。皮膚在健康狀態下可有效阻擋細菌入侵，但如果皮膚有傷口，如蚊蟲咬傷、自己抓破表皮、手術後等或腳部真菌感染也可令表皮脫皮，皮膚阻擋細菌能力大減，令細菌有機可乘，導致感染。患處大多從局部紅腫、疼痛麻痺開始，用手摸的話會發覺該處溫度較高，如果沒有合適的治療，患處可以擴大，水腫情況愈見明顯，病人也可能會發燒。

抵抗力低加倍小心

細菌性蜂窩性組織炎以鏈球菌、金黃色葡萄球菌較為常見，如有明顯傷口，可以取分泌樣本種菌化驗，但醫生一般也不必等種菌報告才治療，有機會先試用一類抗生素治療，然後觀察病情進展。

抵抗力較低，如糖尿病患者，年長人士、血液循環不良、行動不便者、表皮有傷口、附近皮膚有真菌感染，有其他皮膚病人士，如濕疹，銀屑病等較高危患上此症。抵抗力低人士的病情較容易變得嚴重，若病發後未能及時用藥，有機會令細菌感染擴散到其他器官。

臨床配合化驗以便及早確診

醫生一般從臨床皮膚特徵已經可以診斷蜂窩性組織炎，但有其他嚴重類似臨床情況，如壞死性筋膜炎、深層靜脈血栓等情況亦需要醫生憑臨床檢查配合化驗確診，例如壞死性筋膜炎的患者所感到的痛楚比其他病更嚴重，病徵也會於短時間內急劇惡化。醫生遇懷疑個案的話可以做醫學影像檢查幫助排除其他可能性。

治療方面，主要以殺滅細菌為主，需要口服或注射抗生素，患者需完成整個療程，但用藥後如果病情沒明顯改善，可能需要更換抗生素。另外，保持傷口衞生，選用合適敷料也可加快傷口癒合。

預防方面，應該保持個人衞生情況。如果皮膚上出現小傷口，應及早護理及保持清潔乾爽，避免傷口感染，如果傷口較大、疼痛、傷口周邊有紅腫應及早求醫。如果腳部有真菌感染，治療亦需包括醫治附近真菌感染情況，以減低復發風險。

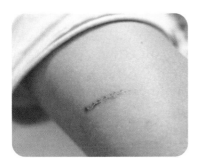 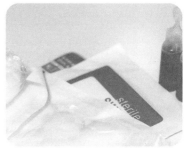

如果懷疑患上蜂窩性組織炎，應及早求醫，好讓醫生及早確診，因為其他嚴重疾病如壞死性筋膜炎、深層靜脈血栓等情況的早期病徵與蜂窩性組織炎相似，及早治療有助減低惡化風險。

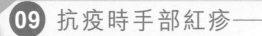

09 抗疫時手部紅疹——

是香港手，還是主婦手？

　　阿華工作需要大量體力勞動，回家後亦會幫太太做家務。就如大部分男士，阿華甚少護理手部皮膚，工作或做家務時也不戴手套。近年因為抗疫關係，阿華擔心帶病菌回家才注重手部清潔。到最近發現雙手出現一塊塊紅疹，雖然不太痕但因越來越紅，阿華自行嘗試到藥房購買了含類固醇的藥膏，但還是沒明顯改善，到後來諮詢醫生才知道自己手部皮膚受真菌感染。

別自行誤用外用類固醇

　　手癬和主婦手也可於手部皮膚出現紅疹脫皮，但病因不同，治療方法大相徑庭。正如阿華以為自己患上主婦手而自行誤用外用類固醇，不但未能對症下藥，反而類固醇可能降低局部抵抗力，令病情有惡化風險，建議要諮詢醫生意見。

甚麼是手癬？

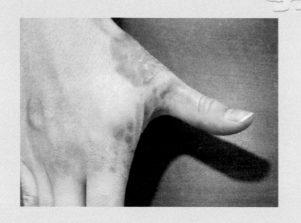

　　手癬（Tinea Manuum），俗稱「香港手」，是指手部表皮受真菌感染的皮膚病。我們較常聽到的香港腳即是「腳癬」，因為腳的皮膚較不通風，對真菌孳生較為有利。真菌可於表皮繁殖，外表上紅疹多呈環形，邊沿紅腫及脫皮較中央位置較多，本身抵抗力較弱較易患上，而患處更大機會隨時間越來越大。治療方面以殺滅真菌為主，包括外用及口服抗真菌藥。外用藥療程為數星期，如果外用藥效果不明顯，或患處較大，如身體其他位置也有真菌感染，醫生會考慮口服藥。副作用包括影響肝功能，導致藥物敏感反應等。

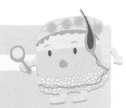

甚麼是主婦手？

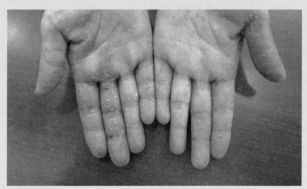

　　主婦手（Housewife's Dermatitis）則是刺激性接觸皮炎（Irritant Contact Dermatitis）的一種，與經常性接觸刺激物有關，如主婦、從事飲食業、化驗等人士較多見。因疫情期間，用清潔液或酒精潔手情況變得更常見，患者皮膚變得乾裂、脫皮，嚴重的話可出現水疱，皮膚裂口可滲水。另一個常見的併發症為甲溝炎，即指甲邊紅腫，慢性的話可令指甲變形。治療方面包括減少直接接觸刺激物，如戴防水手套，經常保持手部皮膚油潤，多用潤膚膏。醫生會處方消炎藥膏，如類固醇，於發炎位置使用。

⑩ 舞蹈愛好者腳趾甲變黃變厚——
灰甲 (Onychomycosis)

　　年屆 55 歲的林女士剛剛退休，退休後打算重拾跳舞的嗜好，但不知是否跳舞時用力姿勢不正確，跳舞時總覺得右邊腳趾頭會有疼痛；後來到美甲店處理趾甲，美甲師幫林女士卸除 gel 甲時才驚覺她右邊趾甲邊沿有一片奶黃色，那隻趾甲也比其他趾甲看上去更加厚，令十分重視個人衛生的林女士非常擔心，立即求醫，經醫生診斷後確診為灰甲。

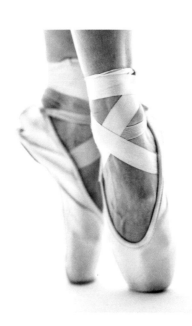

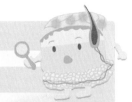

甚麼是灰甲？

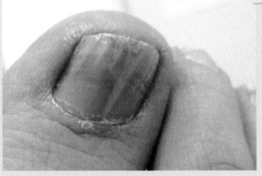

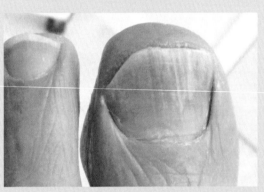

　　灰甲（Onychomycosis），即是甲癬，是指手指甲或腳趾甲受真菌感染的皮膚疾病。受感染的甲面通常有局部變色，如白色、黃色不等。如真菌持續孳生，變色位置有機會擴散變大。灰甲亦可令甲面增厚，當穿着較緊身的鞋子時可導致不適，甲底下也會出現粉狀，甲板慢慢變得脆弱，令局部趾甲裂開脫落，令患處疼痛。

指甲美容易受損

　　真菌可於濕熱、不通風的位置大量繁殖，如經常穿着密頭鞋，大汗人士較易患上。另外，如患者抵抗力弱、糖尿病患者、正服用免疫系統抑制劑等人較為高危。本身患有腳癬的話，真菌更可從腳部位置蔓延致趾甲，所以同時患有香港腳及灰甲人士應同時治療腳部皮膚。如林女士經常美甲，甲板因各種藥水、磨擦及紫外光燈長期受損，也可令趾甲較易受感染。

時刻注意皮膚衞生

　　患者需要多注意皮膚衞生，例如於公共地方穿着自己的鞋子、運動時穿着吸汗襪子、運動後盡快換上另一對乾爽襪子、清潔皮膚後應盡快印乾或吹乾皮膚。鞋子應定時清洗；在合適天氣下，多選用通風的鞋款；炎熱天氣更應避免連續多日穿着同一對鞋子。患者同時亦應留意避免共用指甲用品，經常消毒個人的指甲鉗及清潔用品，減少病菌孳生。

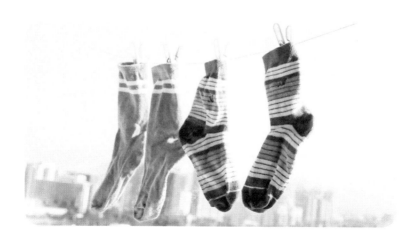

正確選用治療方法

醫生會根據患者的實際情況、受感染趾甲的多少及嚴重程度來作出適合的治療建議。治療方法如下：

外用藥

副作用少，多會建議如果受感染趾甲數量不多，每隻所影響範圍不超過半隻指／趾甲的時候使用，但治療所需時間較長，療程一般需時半年至一年不等。

口服抗真菌藥（如 Terbinafine, Itraconazole, Griseofulvin）

因大多數灰甲是因皮膚癬菌（Dermatophytes）所致，所以對這類真菌有較高療效的 Terbinafine 會較為常用，但如果種菌確定是其他類型真菌也會考慮使用 Itraconazole，此種藥治療腳趾甲療程約 3 個月。而 Griseofulvin 是比較舊式藥物，治療灰甲所需療程更長，現今較少使用。總的來說，口服藥成效較高，如受感染情況較嚴重宜考慮使用，但副作用包括影響肝臟功能、腸胃不適和藥物過敏反應等，所以用藥期間需要抽血監察身體情況。

激光治療

至今已經有不少研究探討不同類型激光對灰甲的療效，治療時以激光所產生的熱能殺滅真菌。治療時有輕微痛楚，較少其他副作用，此類激光不會對皮膚做成創傷，但一般亦需多次治療，所需費用較高。

手術切除局部或整塊甲

如遇受感染的指／趾甲已經變得太厚或裂開疼痛，可考慮拔甲手術，手術可於局部麻醉下進行，需較長復原時間，術後傷口需保持清潔乾爽，指／趾甲之後會慢慢長回來。無論使用哪一種治療，受感染變色的指／趾甲板也不會於完成治療後立即變回正常外觀，而是需要讓新生甲板推出來才會慢慢改善外觀，所以患者應保持耐性，遵從醫生的治療建議。

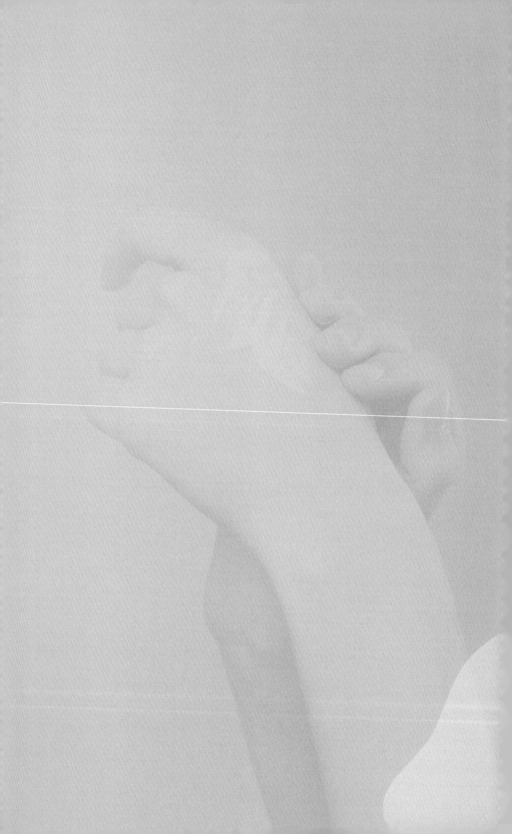

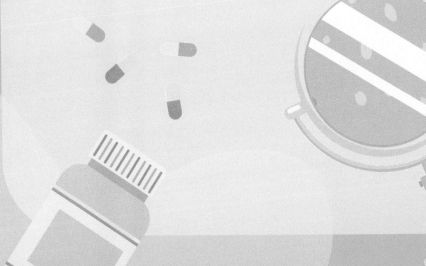

皮膚個案逐一睇

Chapter 3
皮炎及痤瘡系列

⑪ 高溫瑜伽導師愈熱愈尷尬——
玫瑰痤瘡 (Rosacea)

來自韓國的李小姐，大約 10 年前跟丈夫來港定居，並很快融入香港的生活方式，之後更於香港建立了自己的事業，每星期一至五早上也會教女士們做瑜伽，保持身心健康及充實自己。李小姐每星期也會親自炮製適合她口味的特辣泡菜，她從小便喜歡吃辣，每餐也會用辣泡菜、辣青瓜及辣湯配飯吃。有一天，她如常吃自己的特辣菜式，但發現臉上好像有點泛紅，起初以為紅或會很快退，但是好像一直維持到第二日，並感到臉上除了紅還有一些熱，令她百思不得其解。

～ 臉上泛紅像發燒

李小姐如常上班準備教高溫瑜伽，她留意到學員們當天好像特別留意她的臉。當她下課時看到鏡子也嚇了一跳，因為臉上的泛紅顯得十分厲害，她嘗試馬上用凍水洗面希望為臉降溫，可是紅和熱的情況沒有減退，令她感到很尷尬。回家後，丈夫也察覺到她的臉相當紅，還以為她會否是發燒。李小姐決定馬上求醫尋求治療，希望可以盡快康復。

甚麼是玫瑰痤瘡？

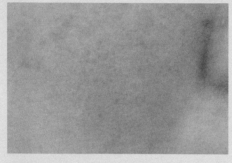

　　玫瑰痤瘡（Rosacea），俗稱「酒渣鼻」，是一種引致面部泛紅的常見慢性皮膚病。其實沒有患上玫瑰痤瘡的人士也會在緊張、受熱後而面紅，但玫瑰痤瘡患者所出現的面紅比一般人更嚴重，維持時間更長，也較易感到灼熱。病情多數反反覆覆，時好時壞，但如沒有適當治療的話，受影響的位置有機會蔓延到額頭和下巴，嚴重個案甚至可以影響耳朵，胸部和背部。

～ 病因與多種因素有關

對於玫瑰痤瘡的病因，有研究發現與免疫系統對細菌過度反應有關、患者皮膚上蠕形蟎蟲的數量比一般人較多、遺傳亦可能有關，但暫時未有足夠證據確實成因。

患者皮膚血管對環境因素刺激過度活躍，引致血管容易擴張而出現臉部發熱泛紅。比較常見於中年女性、皮膚白皙、吸煙、有家族史的人士；男士若患上，病情可能較女士嚴重。隨着時間，玫瑰痤瘡患者臉上的紅腫可變為持續性，意思即是沒有適當治療，面紅不會消退。

～ 遠離刺激性食物

由於玫瑰痤瘡患者面部皮膚易受熱力和刺激性食物誘發，宜減少飲酒、咖啡及辛辣食物，避免曝曬及逗留在悶熱不通風的環境；亦可考慮多選用質地較輕的防曬產品、溫和潔面膏，減少接觸化學物品的刺激機會，潤膚膏或其他皮膚產品也應選擇較水性的，減少皮膚有「焗侷」問題。

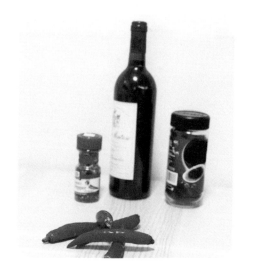

玫瑰痤瘡與暗瘡的病徵大不同

因為玫瑰痤瘡會於面部長出一粒粒的瘡,不少患者會誤以為是暗瘡,因而耽誤了治療,誤把玫瑰痤瘡當成暗瘡處理;因為治療暗瘡的外用藥刺激性較高,有可能令病情更反覆,所以準確的診斷對患者十分重要。

玫瑰痤瘡與暗瘡各有不同病徵。玫瑰痤瘡主要影響中年女性,面部皮膚上常見一條條血絲,不會有明顯粉刺,患者可能會覺得皮膚痕癢灼熱;嚴重者皮膚組織增生,於鼻子、下巴等位置有機會變厚變闊,眼睛也可以發炎,變得泛紅,灼熱刺痛。至於暗瘡,主要影響青春期的人士,成因與毛囊出口被油脂分泌阻塞有關,所以會有明顯粉刺,相對面部較少有明顯的微絲血管,也較少引起灼熱感覺。

診斷方面,暫時沒有血液或其他簡單化驗確診玫瑰痤瘡,醫生會以病徵及檢查皮膚和眼睛所得的結論作診斷。皮膚治療有多種選擇,醫生會根據病情選擇適當的治療方案。

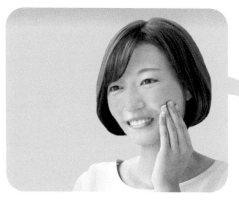
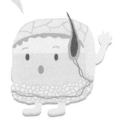

患者面部長時間發熱泛紅

治療藥物的特性

外用藥膏：

有消炎或短暫收窄血管作用，對輕微個案較有效。醫生亦會盡量避免使用外用類固醇藥膏予玫瑰痤瘡患者，因外用類固醇可令皮膚血管擴張，令面紅灼熱的病徵更嚴重。

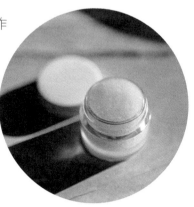

消炎類藥膏：

如甲硝唑（Metronidazole）、伊維菌素（Ivermectin），外用鈣調磷酸酶抑制劑（Topical Calcineurin Ininhibitor）有助降紅，控制痤瘡。

降紅藥膏：

溴莫尼定（Brimonidine）可短時間降低面紅問題，如患者需要參加聚會，可預先搽上以應對社交場合，但效果一般只維持數至10小時不等，之後面紅情況會回復用藥前的狀態。

口服抗生素：

抗生素有消炎效果，對皮膚紅腫、痤瘡或眼睛發炎有幫助，常用的有四環素類或大環內酯類。一般療程約 1 至 3 個月，副作用包括腸胃不適，及有機會引起過敏反應。醫生在有需要時可能會重複處方，但長期使用可增加抗藥性風險。

口服異維 A 酸：

有良好控油消炎效果，對治療痤瘡效果佳，但對面紅效果則較低。比起用於治療暗瘡，治療玫瑰痤瘡時使用劑量可以較低，但所需治療時間較長。醫生於嚴重發炎的個案，或當抗生素治療效果不足時會考慮使用，但異維 A 酸可能會引起全身性副作用，如皮膚變乾、肝功能受損，皮膚也會變得對光敏感；女士於用藥至停藥一個月內不能懷孕，否則可能出現畸胎。

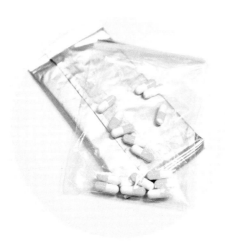

☁ 光學治療：

　　血管性激光所用的波長（如 585nm 或 595nm）能夠針對血紅素加熱，熱力傳到血管壁，從而閉塞表皮血管，可減退導致面紅的血管，從而改善面紅、灼熱等病徵。術後一般有短暫紅腫或瘀傷，但不會導致表皮傷口，數次治療效果更佳。

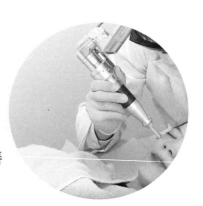

血管性激光治療能改善面紅、灼熱等病徵。

✚ Dr. Chan 話你知

是否要檢查體內有沒有蠕形蟎蟲？

　　其實不少成年人也有蠕形蟎蟲，有研究顯示玫瑰痤瘡患者面上蟎蟲的數量會較多。雖然醫生可以從顯微鏡，觀察到在皮膚上刮出的皮屑及油脂來分析蟎蟲的密度，但因為臨床上如發現毛囊出口有些脫皮則代表蟎蟲較多，所以結合臨床現象有助診斷。

12 小時候無濕疹，長大後竟然有？

成人異位性皮炎
(Atopic Dermatitis)

　　自小喜歡日本文化及美食的蔡先生，大學畢業後一直在駐香港的日本公司工作。近年他更創立了自己的事業，並需每年到日本的廠房開會觀察。蔡先生本人很瘦亦很怕凍，冬天公幹時每晚也會浸半小時熱水浴保暖。

　　大約一年前，蔡先生發覺自己的皮膚比以前變得乾燥，而且有點痕。起初他不以為然，因為他本人自小也沒有甚麼皮膚問題。後來蔡先生察覺到他的膚色發生變化，出現一片片紅疹及紋理變得明顯。

痕癢加劇，影響日常生活

　　皮膚痕癢方面亦越來越嚴重，令蔡先生工作時也不其然用手搔癢，背部及手肘位置於抓過後，皮膚也增厚了不少，嚴重時更不時會抓損皮膚及滲水。他嘗試於藥房買潤膚膏塗患處，但沒有太大幫助；睡覺也變得經常痕醒，十分難受。回港後蔡先生百忙中抽空求醫，經診斷後，原來蔡先生患的是成人異位性皮炎。

由於有些皮膚問題在外觀上與皮炎相似，所以當醫生診斷成人異位性皮炎前亦多會考慮其他可能性，例如銀屑病、皮膚淋巴癌、或其他類型的皮炎。醫生會多問一些病歷和家族史，有需要時也可能會建議抽血化驗，甚至皮膚切片檢查以確定病因。

～～ 評估濕疹病情

考慮選用那一種濕疹治療與病情嚴重性有很大的關係，而濕疹的病理複雜，病情亦反反覆覆，評估濕疹未必能以單一測試或數值衡量，醫生多以整體較宏觀評估，例如包括當時皮膚表面上受影響的範圍、紅腫程度，再加上患者之前的病歷、入院次數、睡眠及生活質素等也是醫生考慮範圍之內。

• 外用藥膏用以控制輕度患者

治療方面，如病情屬輕微至中度，如皮膚影響範圍較小，可先用外用藥物，包括潤膚膏類固醇、非類固醇消炎藥膏、焦油等。潤膚膏主要用來紓緩皮膚乾燥的病徵，亦可有預防皮炎作用，所以不論病情嚴重程度，醫生也會建議使用合適的潤膚膏。（如何選擇可參考皮膚產品部分）

甚麼是異位性皮炎？

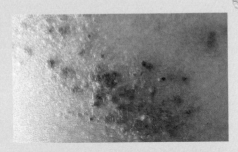

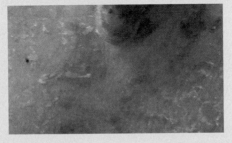

異位性皮炎（Atopic Dermatitis），或稱為「異位性濕疹」，多數患者於小孩時病發，之後病情可能慢慢好轉，到成年時已經不再復發；有些患者從小到大病情一直反覆，但其實也有患者到成年後才出現異位性皮炎的徵狀。

成人才發病與小孩發病的情況不盡相同。共通點是，兩者也會令人非常痕癢，病情時好時壞，而成人患者的皮膚會異常乾燥，容易脫皮，任何皮膚位置也可發病，但成年人較多於面部或眼睛附近位置，手腳關節及頸背也是常見位置。隨着發病後，經常搔的皮膚會逐漸變厚，表面變得粗糙多紋；長時間的話，膚色會變深或變白。

為何醫生會處方類固醇？

治療患處方面，多使用類固醇或非類固醇消炎藥膏，以降低紅腫痕癢問題。但有不少病人或家長會擔心類固醇的可能副作用，既然有非類固醇的藥膏，為何醫生還處方類固醇呢？首先外用類固醇並非如想像般危險，藥膏有強弱之分，用者要小心留意使用類固醇藥膏的時間及強度，避免自行購買成藥，根據醫生指示，不連續長時間使用於同一患處，可減低風險。如病情太嚴重，患處範圍太廣泛的話，於大面積搽藥十分費時，長期用高強度類固醇藥膏也可導致皮膚變薄，此時應盡快求醫，醫生會考慮其他方案，減少大範圍使用類固醇。

非類固醇消炎藥膏

現時有兩種用於治療濕疹的非類固醇消炎藥膏：外用鈣調磷酸酶抑制劑 Topical Calcineurin Inhibitor（TCI）和 Phosphodiesterase-4 Inhibitor（PDE4）。這兩種藥膏也有消炎作用，幫助止痕。因為不含類固醇，可以用於小孩及皮膚較薄，如面部的患處；治療效果接近輕至中度類固醇，即治療嚴重患處效果未必及得上強度高的類固醇。小部分病人使用後會感到輕微刺痛，如果不嚴重的話，一般多用幾天，刺痛感便會減退。除了用於消炎外，醫生亦會用這類藥膏來幫助預防復發，如果病人的病情反覆，可根據醫生建議，於常復發的患處每星期使用兩天，有助減少復發。

當患者搔癢後出現傷口時可使用外用，甚至口服抗生素幫助殺滅細菌，而口服抗組織胺也有止痕作用。近年也越來越多關於益生菌治療異位性皮炎的研究，發現皮炎患者糞便中缺乏了一些益生菌，例如鼠李糖乳桿菌 GG（Lactobacillus Rhamnosus GG），但因為市面上益生菌產品眾多，未必每一款也有治療效果。

• 中度至嚴重患者治療

當病情不受外用藥物控制甚至惡化，患者或要考慮紫外光治療、整體抑制免疫系統的口服藥物或生物製劑治療。

紫外光治療

紫外光治療以紫外線 A 或 B，局部或廣泛性地照射皮膚，有助減低發炎。治療需要每星期 2 至 3 次，每次 10 多分鐘或以上；在職或求學人士較難抽空接受治療。治療中，醫護需全程監察儀器，以減低過度照射紫外線，但即使如此，患者皮膚仍有可能會曬傷及曬黑，皮膚也容易變得更乾燥。

傳統口服免疫系統抑制劑藥物

口服藥物，如硫唑嘌呤（Azathioprine）、霉酚酸脂（Mycophenolatemofetil）、甲氨蝶呤（Methotrexate）、環孢素（Cyclosporin）等，能廣泛壓抑免疫力，有助減低皮膚發炎的反應。雖有一定效果但有機會帶來不同的副作用，包括降低患者抵抗力、高血壓、損害肝臟或腎臟功能等，所以用者需定期抽血檢驗以監察副作用。

生物製劑治療

生物製劑治療，是近年新一類型藥物，生物製劑是通過生物過程或由活細胞製成的藥物。此類藥物非常具針對性，可用以抑制某一個細胞物質以控制病情，因此療效較好，副作用亦相對輕微，可能導致眼睛發炎。目前只有一種生物製劑治療異位性皮炎上市，病人需每兩週在皮下注射一次。多數患者用藥後病徵也得到明顯改善，也不會降低患者免疫力。如果連續使用 4 個月也沒有明顯效果，醫生一般會轉用其他治療；即使此類新藥物仍只能控制病情，但藥費較高，並且不能根治異位性皮炎，患者仍需長期注射，長期使用也會構成很大的財政負擔。

JAK 激酶抑制劑 （Janus Kinase Inhibitors）

屬新一類全身性口服藥物，於其他免疫疾病，如銀屑病關

節炎、類風濕性關節炎等也會用到。雖然會抑壓免疫力，及有可能增加血栓風險，但比傳統口服免疫系統抑制劑的副作用少。外國研究數據顯示，對異位性皮炎有快速且不錯的治療效果，但因為此類藥物於治療異位性皮炎的歷史尚淺，需多些時間觀察效果，累積更多經驗。

由此可見，西醫也有多種治療濕疹的方法，濕疹患者不要為一時的復發而氣餒，更不應自行買藥或誤信偏方，遵從醫生建議用藥有助控制病情。

✚ Dr. Chan 話你知

濕疹需要戒口嗎？

很多濕疹患者於求診前已戒食多種食材，常聽患者說食蝦之後會敏感就戒，再之後食牛肉又發，結果又戒，最後，甚麼也不能吃，導致營養不足，發育不良。戒口是應戒則戒，不是，更不能「咩都戒」、「咩都唔食得」。事實上，食物過敏只是異位性濕疹的其中一個誘因，尤其是成人患者，病情多與食物過敏沒有直接關係；即使部分患者病情與食物有關，但每位患者的致敏食物也不盡相同，切記不應盲目跟從坊間建議，有需要時可諮詢醫生意見，過敏測試也可幫助部分患者找出本身的致敏原。

⑬ 勤力清潔反而弄巧反拙？

脂溢性皮炎
(Seborrheic Dermatitis)

　　從事金融行業的 Jeffery 在一間外資銀行上班，每天也要替客人跟進他們的投資組合及接見他們。一般男同事也需要穿上深色西裝，以配合品牌形象。Jeffery 很注重外表及儀態，很喜歡乾淨，每天早上及晚上也會洗頭和沖涼。可是，每天一到下午，Jeffery 頭部及面部都會變得很油膩，膊頭位置更出現一埋看似雪花的頭皮屑，令他見客時感到很尷尬。

愈清潔反而愈油膩

　　為了改善情況，Jeffery 特別買了幾包吸油紙，每小時都「吸一吸」頭皮及面部，去洗手間時亦會洗面，他覺得自己在清潔皮膚上已經非常勤力，但是頭皮好像越來越油膩及有惡化跡象。頭皮除了多皮屑，還開始感到痕癢，試過用幾種去頭皮的洗髮露也沒有幫助。面部、眉心和鼻翼等位置更出現紅、痕癢及甩皮，真的令他摸不着頭腦。為何 Jeffery 那麼注重清潔反而會弄巧反拙呢？

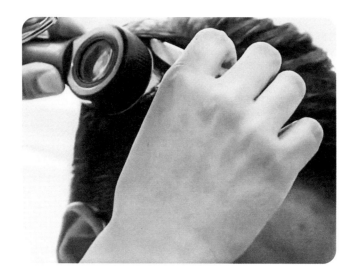

〰 頭皮成因多

正常情況下頭皮表層皮膚會不停更新，並會一層層不斷慢慢地老化脫落，形成白色細細點的頭皮；除非積累太多，否則並不顯眼。但如果頭皮因為皮膚病影響，頭皮細胞加快增生，頭皮屑就會變得顯眼，頭皮皮膚亦會出現痕癢問題。另外如果頭皮過於乾燥也會增加頭皮屑，所以在乾燥天氣可選用性質較溫和滋潤的洗髮水，如使用藥性洗髮水的反而會令頭皮變得更乾，弄巧反拙。

甚麼是脂溢性皮炎？

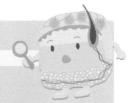

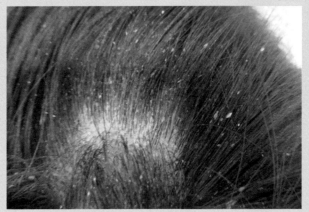

　　脂溢性皮炎（Seborrheic Dermatitis），顧名思義為一種於油脂溢出位置所出現的皮炎，十分常見，病情時好時壞。其實有不少人的頭皮情況均由此症而起，只是不少患者自行選用一些市面上的去頭皮洗頭水處理，未有求醫而沒有得到正式確診。

　　脂溢性皮炎的確實成因不明。嬰兒或青年至中年這兩個年齡組別較大機會病發，患者以男士居多。另外，如油性肌膚、有家族中人患上此症、免疫系統受壓人士（如器官移植者）、神經系統疾病患者（如帕金遜症）等也較易患上。

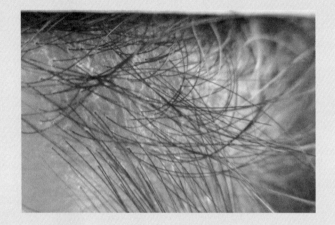

　　嬰兒時的頭泥正是因此症而起，之後多會於半至一歲左右自行消退。到中年時期，皮膚真菌（如 Malassezia）會於油脂多的位置過度孳生，雖則如此，由於這種真菌會在正常皮膚共生，所以脂溢性皮炎並不會傳染。這些真菌分解表皮的油脂時會產生代謝物，從而刺激免疫系統，引起發炎。所以，成年患者較多於影響皮脂溢出的位置，如頭皮、鼻翼兩旁、眉心、上胸上背等出現痕癢脫皮的紅疹，這些地方，尤其在轉換天氣或秋冬季時會有脫皮和痕癢的紅疹出現，間歇或有復發機會。

溫和護理 適切治療

日常頭皮護理對頭皮屑十分重要。可選用合適自己膚質和天氣的洗髮水，如乾性、中性和油性。脂溢性皮炎患者較適合每天洗頭；病情較反覆的個案則應諮詢醫生意見，醫生會建議一些藥性如有去角質或抗真菌的洗髮水。有需要的話，醫生會處方外用抗真菌與外用類固醇藥，用於頭皮或面部患處，以降低炎症，紓緩病情，每當情況受控後則停用類固醇藥，減少長期使用的風險。然而，很多患者因為擔心類固醇的副作用，均不希望長時間使用。其實，一些新式的外用非類固醇藥亦有效抗真菌，不但可有效消炎，更因不含類固醇，可長期使用，減低復發機會。

+ Dr. Chan 話你知

頭皮屑會傳染給其他人嗎？

頭皮屑成因眾多，正常頭皮新陳代謝也可出現頭皮屑，其他常見可導致皮屑的疾病，如脂溢性皮炎、銀屑病等均沒有傳染性。如果是頭癬，即頭皮真菌感染的個案則有可能因共用枕頭、梳子等傳染。另外，有高傳染性的頭蝨從外觀上也與頭皮屑有相似之處，頭蝨患者頭髮也有白點，但與一般頭屑不同，蝨子和蟲蛋多集中於頭髮而非頭皮，患處亦異常痕癢。所以頭皮屑會否傳染並不能一概而論，要視乎病因。

⑭ 每個人都是暗瘡解決師？

暗瘡 (Acne Vulgaris)

今年 35 歲的子健，是一位手機 App 程式設計師。樣子看上去就像 20 幾歲，他希望時常保持心境年青，每天也嘗試學習新知識及技能，因為科技永遠是日新月異，必須每日 update 自己。皮膚方面，子健也不時好像年輕人一樣爆暗瘡，尤其是壓力大的日子，會突然長出一堆又紅又大粒的瘡，令他非常困擾。

有一晚，他在家中照了很久鏡子，因為他覺得下巴附近長的暗瘡很大粒，還有白色膿頭，最後忍不住擠出來。擠出膿瘡後，周邊的皮膚慢慢變得又紅又腫，好像比未解決之前更難看。子健以為數天之後下巴皮膚便會康復，豈料情況竟然轉差了。他試過塗抹市面上出售的暗瘡膏，可是完全無效。最後，子健決定諮詢醫生意見，認真處理暗瘡問題。

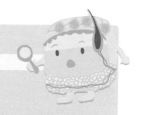

甚麼是暗瘡？

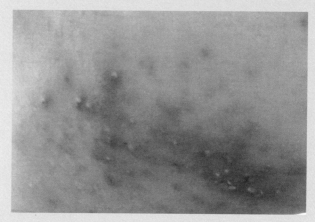

　　暗瘡（Acne Vulgaris）是大部分年青人也曾遇過的問題，但暗瘡並不是青春期男女的專利，中年甚至嬰兒小孩也有可能患上。病理是慢性的毛囊皮脂線發炎，成因與男性荷爾蒙分泌活躍有密切關聯，當皮脂腺分泌旺盛，毛囊角化增加，多餘的皮脂和死皮細胞堵塞毛囊管道，形成白頭和黑頭粉刺；之後細菌（Cutibacteriumacnes）孳生，引起發炎，形成一粒粒暗瘡，嚴重情況更會造成膿皰和囊腫。

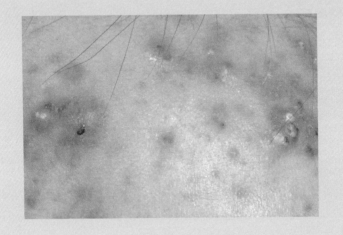

　　患者一般最討厭大大粒的石頭瘡，因為非常影響儀容，但其實醫生亦然，因為暗瘡長得愈大愈深層，就愈容易留下暗瘡印、暗瘡疤痕。絕大多數人也經歷過受暗瘡困擾的日子，所以大部分病人也不需要醫生作出診斷，已自知患有暗瘡，但不少人忽略了暗瘡的嚴重性，到最後整塊面佈滿暗瘡疤痕才處理，令治療事倍功半。

〰 長期戴口罩誘發暗瘡問題

　　治療暗瘡的方法不只是消炎殺菌，更不只是自行更換洗面奶就能解決，而大多市面上的外用藥也以殺菌為主。如果我們不處理好皮膚的油脂過剩，毛囊閉塞問題的話，患者面上還是會繼續長出粉刺，之後隨時也可再爆瘡。

　　除了油脂分泌之外，還有其他導致暗瘡的因素，例如患有多囊卵巢綜合症、心理壓力大、有遺傳因素等也可影響內分泌，從而令暗瘡更為嚴重，而身處環境的溫度和濕度，吸收高糖或過多奶類製品也可能有關。近兩年抗疫期間，全球大眾因長期戴口罩而導致暗瘡的情況更為嚴重，醫學界更加入了新字"Maskne"來形容這一種與戴口罩有關的暗瘡問題。此類患者大多在戴口罩數月後，會於咀部周圍位置出現暗瘡；所以現在醫生在診症時，有時也要變成「口罩專家」，提醒病人選用質地較薄、較通風的口罩。

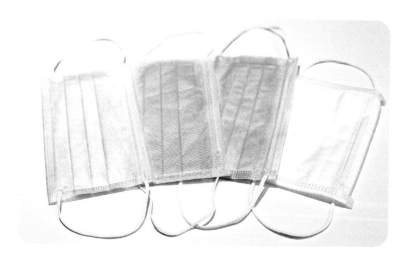

治療方案顧及患者心理

　　暗瘡始終是一個慢性皮膚疾病，青少年往往要長期面對反覆的病情，所以一定要做好預防工作。醫生一般會按照暗瘡的嚴重程度，作出針對個別患者的治療方案。究竟面前的病人的主要徵狀是粉刺、發炎狀態，還是暗瘡後的啡印疤痕處理？這些因素也會影響治療方案，之後覆診亦會根據效果和病人期望作出調整。醫生會以客觀因素評估暗瘡的臨床嚴重程度，如暗瘡粒數和大小等，但這樣又是否足夠全面呢？

　　幾年前，我曾經有一位年青病人，他步入診症室時戴着帽和口罩，完全看不到他的樣子，要知道當時還未爆發新冠肺炎，病人戴口罩進來是異常罕有的。問症後才了解他是因為自己有暗瘡，感到自卑才「包住」整塊面，更形容「唔包住就出唔到街」；檢查皮膚時他才脫下口罩，發現他大既是中度嚴重性暗瘡，我當時心想也未必需要為此而自卑到這程度吧！考慮到他的心理因素，我採用了較進取的治療方案，之後覆診時他不再需要戴口罩和帽子，可以充滿自信地見人了。

〰 外用藥物大致分殺菌、消炎、去角質等效果

• Clindamycin：外用抗生素，用於活躍發炎的瘡上，較少刺激，但也較少預防暗瘡作用，有可能出現抗藥性，不建議單一使用。

• Azelaic acid：具去角質消炎效果，雖然消炎效果慢，但因為此藥亦可抑制酪酸酸酶，有助去印，所以還是常用於暗瘡及暗瘡印的選擇。

• Benzoyl peroxide：有殺菌消炎功效，常用於發炎的暗瘡，因並非抗生素，沒有抗藥性的擔心，但本身也可刺激皮膚，不小心接觸到衣物會令衣服有點點漂白。

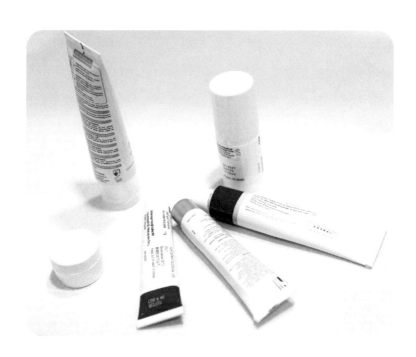

• **Retinoid 維生素 A 酸：**這是處方藥物，主要有控油、去角質、消炎、加快皮膚細胞新陳代謝速度等效果，除此之外，本身亦是一種抗氧化物，減少游離基對皮膚的影響。外用 A 酸有不同濃度以供選擇，可作預防和治療之用。有研究發現，高濃度 A 酸可幫助去印，減少毛孔甚至暗瘡凹疤。使用時也可以刺激皮膚，令皮膚紅腫、脫皮和痕癢；對光敏感，打算懷孕的女士也不建議使用外用 A 酸。

當中第一代 A 酸（如 Tretinoin, Isotretinoin）對皮膚的刺激性和光敏性較高，宜小心使用，只需要薄搽，不用心急，搽上後等吸收好後，再搽潤膚膏也可助減低刺激性，另應避免搽在眼睛附近位置。而第三代的 A 酸（如 Adapalene）刺激皮膚風險較低，外國有研究發現高濃度的第三代 A 酸對凹陷型暗瘡疤痕有一定的改善效果。

• **Retinol 維生素 A 醇：**不少人也分不清 A 酸和 A 醇的分別，其實兩者也是維生素 A 的衍生物，A 醇外用後皮膚也會代謝成 A 酸，但效果和刺激性也相對較低；所以 A 醇並非處方藥物，在一些皮膚護理產品也可找到 A 醇的蹤影。

口服藥物類別多

口服抗生素

口服抗生素，如四環素類、大環內酯類，主要作用消炎，常用於皮膚上有多粒活躍發炎的人士，但停服藥物後並沒有足夠的預防復發效果；如果停藥復發的話可以再次服用，每次療程一般為 1 至 3 個月，副作用包括腸胃不適、對光敏感、抗藥性等，孕婦不適宜服用四環素類藥物。

避孕藥

只限女性服用，可調整雄性荷爾蒙，減少皮膚油脂，使用同時含有雌激素（Oestrogen）和孕酮（Progesterone）的避孕藥較有暗瘡療效，如本身有經期問題，服用避孕藥可一併處理暗瘡及經量和經痛問題。但停藥的話，暗瘡情況則容易復發，如長期使用，副作用包括水腫，血管栓塞等問題。

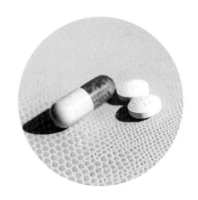

異維 A 酸

嚴重暗瘡患者亦可考慮使用特效口服藥異維 A 酸療程，雖然已經有很長歷史，但仍然是屬於目前非常有效的治療選擇，預防效果良好，可從減少油脂分泌、減少毛孔堵塞、殺菌、消炎，四管齊下地針對病因作出治療。不少病人完成整個療程後也可保持長時間的穩定狀態，但藥物副作用亦比較多，包括用者皮膚或咀唇會變得乾燥爆裂、頭痛、肌肉痛、脫髮等；部分人士甚至會出現抑鬱、肝功能受損，對光敏感等；服藥初期暗瘡也可能會暫時變得更嚴重，但隨着持續服藥，情況便會受控，所以切忌自行停藥。

若女士服用，更絕不能於服藥期間或停藥一個月內懷孕，否則有畸胎風險。所以使用此藥要在醫生緊密監察下進行，要多滋潤皮膚及咀唇，避免太陽曝曬，保持心情開朗，配合醫生指示抽血化驗，跟進病情就會更理想。

概括而言，治療的組合與暗瘡病情的嚴重程度有莫大關係。例如，輕度暗瘡通常會使用外塗產品，配合適當皮膚護理來處理；中度及嚴重暗瘡問題則可能需要加入口服抗生素，以控制發炎情況，惟需留意抗生素只能作急救用途，不適合長時間使用，否則可能會出現藥效減退情況，甚至造成抗藥性反應，細菌更難以控制，暗瘡問題反而會變得更嚴重，之後可能更易留下疤痕。

暗瘡皮膚護理有法

1. 早晚潔面，避免肌膚過乾

一般情況下，早晚使用潔面乳液潔面各一次即可（只用清水洗面不足以清除油脂），潔面時用指尖輕輕塗抹清潔劑搽勻皮膚，用手指輕輕用溫水沖洗乾淨即可；之後用乾淨的毛巾擦乾，流太多汗亦應再加以清潔，但洗面太多次可令肌膚變乾，進一步刺激皮膚，導致更多暗瘡出現。當感到皮膚乾燥時，可於洗面後使用適合粉刺性皮膚的溫和保濕霜。

2. 切忌擠壓暗瘡

擠壓暗瘡粉刺的確帶來一絲治癒感，但同時會將一些內部物質，如膿液、死皮細胞或細菌等推入皮膚深處，令發炎範圍更大。這樣會增加炎症，令暗瘡更嚴重，更容易留下疤痕和暗瘡印；所以我們需要忍住擠壓粉刺的誘惑，有暗瘡時應用合適的藥物治療。

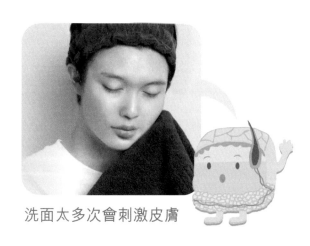

洗面太多次會刺激皮膚

3. 選用非油性皮膚產品及徹底卸妝

　　如果戴口罩時，口罩遮蓋位置盡量避免化妝；使用皮膚產品時，盡量使用標有「非粉刺」或「不會堵塞毛孔」的化妝品、防曬霜、皮膚和頭髮護理產品。這些產品沒有阻塞毛孔成分，不易令情況惡化。即使是用了一些非粉刺化妝產品，睡覺前也需要徹底卸妝，因為化妝產品長時間留在皮膚上也會阻塞毛孔，容易引起痤瘡。

　　不少病人會自行使用坊間外用產品處理暗瘡，當中茶樹油是比較常用的。茶樹油其實源於澳洲原住民，他們會用茶樹油作消毒殺菌之用，從當地樹葉製成的產品，有醫學研究發現成分中有消炎抗菌效果；但臨床效果輕微，傳統外用藥會更快更有效，而且外用茶樹油亦可導致接觸性敏感皮炎及阻塞毛孔，未必所有暗瘡患者適用。

＋ Dr. Chan 話你知

生暗瘡是因為我衞生欠佳？

　　暗瘡是因為內在因素，如油脂過多、毛囊角化而起，並非外在污垢所致，反而洗面太頻密會令皮膚變得更乾燥，刺激皮膚。

皮膚個案逐一睇

Chapter 4
皮膚增生系列

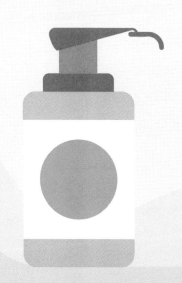

15 成因不明小紅點——
櫻桃血管瘤
(Cherry Angioma)

　　來自日本的中谷小姐，兩年前跟丈夫來港定居。半年前，她開始發現手臂上長了大約 6 至 8 粒小紅點，不痕癢也不痛。好奇之下她抓了一下，小紅點馬上流血，當時她只慌張地用棉花止血及貼上膠布，幸好可自行止血，所以未有再理會。後來，中谷小姐發現小紅點好像慢慢變大，並發現其他身體位置也出現類似的紅點。為着了解這些小紅點是甚麼，她主動求醫尋求答案。經醫生診斷後，她才知道這些小紅點是櫻桃血管瘤。

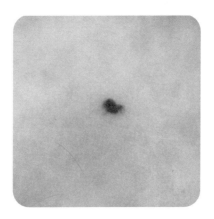

皮膚放大鏡下的櫻桃血管瘤

甚麼是櫻桃血管瘤？

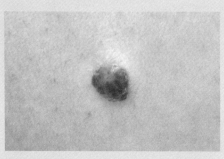

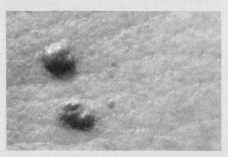

櫻桃血管瘤（Cherry Angioma），是最常見的血管瘤，是由皮膚裏的微絲血管增生而成。因為這種血管瘤屬於良性，患者沒有甚麼其他病徵或併發症，因此多數不需要治療。

一般而言，櫻桃血管瘤在患者 30 歲開始增長，生長速度會慢慢加快，多數隨年紀漸長而變多、變大。一般只有一至數毫米大；外觀上為一粒粒鮮紅色的小圓點，有時也可成瘀紫色。由平面變大後可凸出皮膚表面，不痛不癢，對健康無影響，患者不用太擔心，只需定期觀察其外形、大小或顏色的變化即可。

≋ 小心自行擠出易留疤

　　患者不宜自行以手擠或以鉗夾等方法嘗試移除血管瘤，因為這樣只會將增生的部分暫時移除，但皮下的微絲血管仍會再度鑽出皮膚增生，並非完全清除，更有機會令傷口流血，甚至增加感染留疤的風險。

　　醫生從紅點的外觀特徵已可作出診斷。若認為有礙觀瞻，可與醫生作進一步諮詢，醫生會根據櫻桃血管瘤的所在位置，決定合適的治療方法，包括激光治療、冷凍治療或手術切除。

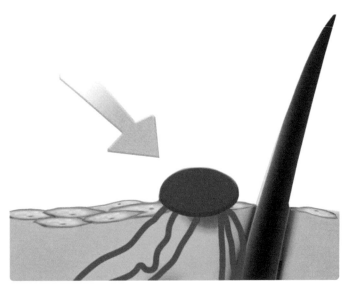

皮下的微絲血管鑽出增生

16 黑色皮膚增生的危機——

皮膚癌
(Skin Cancer)

今年 65 歲的何伯剛剛開始跟太太一起享受退休生活。他每個週末都會去附近的海灘游水及於陽光下午睡。他一直認為曬太陽有助身體吸收維他命 D，所以希望「曬多啲、吸多啲」。何伯面上有着大約 20 粒大大小小的黑痣，但數月前於額頭上出現了一塊黑色皮膚硬塊。這片黑色素面積比其他黑痣有明顯擴大的跡象，何伯還感到痕癢，最後硬塊表面更出現潰傷。何太非常擔心，馬上為何伯預約求診。幸好他及時求醫，因為他患的是皮膚癌的一種——基底細胞癌。

自我觀察皮膚癦痣

皮膚長期過度接觸紫外線會增加患皮膚癌的風險，大家應該特別留意經常外露於陽光下的皮膚有沒有特別的變化，但如果不知道應該留意甚麼特微的話，便會減低自我觀察的效果，建議大家學習留意「ABCDE」，以提早發現潛藏的風險。「ABCDE」是指：Asymmetry（不對稱）、Border（邊界）、Colour（顏色）、Diameter（直徑）和 Evolution（改變）。如果發現某粒皮膚癦的形狀不對稱、邊界不明確，多於一種

顏色，直徑長於 5 毫米，或形狀大小有所改變的話，有問題的特徵愈多，可能病變的風險愈大；當有懷疑的時候，應儘早找合適的醫生檢查。另外，因為自己不容易觀察身上每一個位置，如背部，所以也可以根據個人需要，每一、兩年便找醫生定期作全身的皮膚檢查。

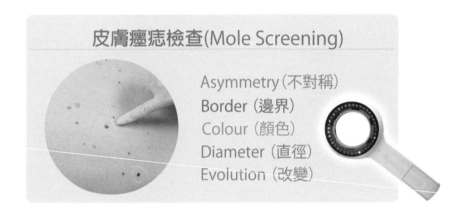

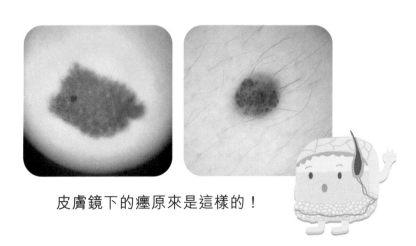

皮膚鏡下的痣原來是這樣的！

〰 皮膚癌以源頭細胞分類

當我們提到皮膚癌的時候，總會聯想到黑色素瘤，但其實皮膚癌主要以源頭細胞來分類，可分為非黑色素瘤皮膚癌（Non-melanoma skin cancer）及黑色素瘤皮膚癌（Melanoma）兩大類，而非黑色素瘤皮膚癌正是最常見的皮膚癌。至於黑色素瘤皮膚癌，則起源於黑色素細胞的惡性腫瘤，相對較為罕見，不過由於較大機會擴散，所以是最危險的皮膚癌。

在非黑色素瘤皮膚癌中又以基底細胞癌（Basal Cell Carcinoma）最常見，這類皮膚癌較少擴散至身體其他器官。過量紫外線也可增加患上基底細胞癌的風險，所以最常見位於曝露陽光下的皮膚，如頭、頸部，而在身體和腿部則較少見。

基底細胞癌通常在皮膚上呈現一小塊皮膚增生，或一個久久未能癒合的表皮傷口。此類皮膚癌的顏色有多個可能性，略帶透明到黑色都有。細看的話，可能會發現當中有一些細微的血管，病灶表皮可能會滲血傷口和長痂；基底細胞癌雖然較少擴散到身體其他地方，但仍有機會侵入附近的組織，所以也不能忽視其嚴重性。

甚麼是基底細胞癌？

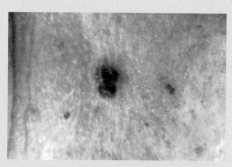

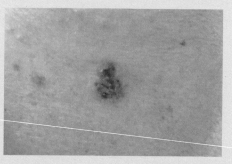

　　基底細胞癌從表皮基底細胞所生，是最常見的一種皮膚癌。大部分基底細胞癌與長期曝露來自陽光的紫外線有關，所以避免陽光曝曬和使用防曬霜有助防止基底細胞癌。除此之外，皮膚膚色較白、中年男性、家族史中有皮膚癌患者、曾經接受放射治療或免疫抑制藥物等，均會增加患上基底細胞癌的風險，所以更應特別留意。

　　及早發現有問題的皮膚十分重要，如果觀察到皮膚某一位置的外觀發生變化，例如生長出新的增生，可先自行評估風險（如前頁提及的「ABCDE」或出現病徵，如流血等），有懷疑應盡快諮詢醫生。

〰 治療多以手術整個切除

　　醫生一般會從皮膚檢查或以皮膚鏡分析來評估風險，如有懷疑醫生可能會進行皮膚活檢，其中包括以局部麻醉方式將整個或部分病灶切除，再進行病理細胞學檢測。這樣將確定是否患有皮膚癌，及分別出甚麼類型的皮膚癌。大部分基底細胞癌個案均會以手術整個切除來治療，這樣的話治癒機會最高；但如果遇到不適合手術的個案，如患處位置、病灶大小及患者年齡等因素，醫生也會考慮冷凍、外用藥膏，電療等治療方法。

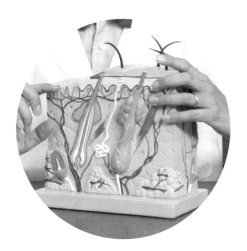

皮膚癌患者需定期覆診

　　即使完成治療後，患者仍需定期覆診，除了讓醫生評估之前的皮膚癌有否復發之外，因患者高危因素仍然存在，所以亦需讓醫生檢查其他皮膚，以便觀察有沒有新的皮膚癌出現。

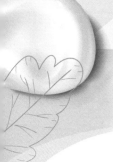

17 皮膚圓形凸出增生是甚麼？

粉瘤與脂肪瘤
(Epidermal Cyst & Lipoma)

　　剛畢業的 Amanda，由細到大都有很多朋友羨慕她的皮膚白，零毛孔，但其實她也受皮膚問題困擾。半年前，她發現手臂及額頭位好像多了 3 粒肉色的肉粒，而位於手臂上的兩粒，按下去時肉粒會輕微「郁」動，由於沒有任何痛楚及不適，她希望這些肉粒能隨時間而消失，所以沒有理會它。可惜事與願違，這些肉粒長得越來越大，直徑長達 2 厘米，出外也害怕被人看到，感到有礙觀瞻。額頭的另一粒肉粒就感覺到痛楚，外觀上好像跟手臂的不一樣，有點微紅，不是完全平滑，直徑也有 0.5 厘米。Amanda 求診時才知道它們分別是脂肪瘤及粉瘤，並安排做手術切除。

甚麼是粉瘤？

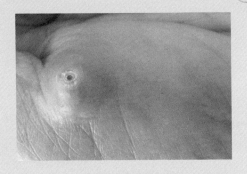

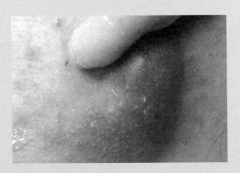

　　粉瘤，又稱「表皮囊腫」（Epidermal Cyst），外觀上是一個半圓凸出的皮膚，從幾毫米甚至幾厘米不等。有時如冰山一角，看上去體型不算大，但用手檢查時可能內裏是比外觀大很多。粉瘤是因為表皮受創傷或毛囊阻塞而形成，這時表皮細胞從傷口往內生長就形成一個「袋子」，囊腫正中間多會見到一點微微凹陷的小黑點，這就是粉瘤連接表皮的位置。

〰 油脂分泌旺 易生粉瘤

　　表皮細胞所分泌的角質蛋白會在囊腫裏積聚，久而久之，角質蛋白及其他分泌物愈積愈多，從而令表皮腫脹起來，變得越來越大；當囊腫內壓力太高時，可分泌出如芝士狀的分泌，但因為囊腫表皮細胞的「袋」仍然存在，即使有部分的分泌物滲出後仍可重新累積起來，囊腫亦可能受細菌感染而出現增大及疼痛等病徵。一些經常生暗瘡，油脂分泌較旺盛人士較大機會患上。粉瘤常見於面部、頭皮、耳朵，不過身體各個皮膚位置均有機會出現。

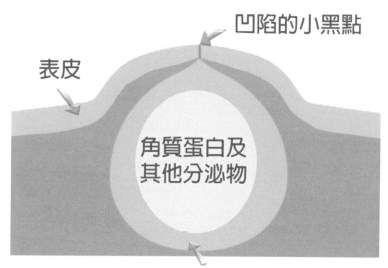

凹陷的小黑點

表皮

角質蛋白及
其他分泌物

囊腫表皮細胞的「袋」

〰 手術形式視乎囊腫有否受感染

未必每一個粉瘤也需要治療,如果粉瘤不斷變大、疼痛、影響外觀或曾經受感染可考慮用手術移除。但要留意,當囊腫有明顯受感染跡象時,則未必是手術的最佳時間;因為這時做手術的話,不僅會增加傷口受感染的風險,也會降低整個完整切除囊腫的機會,所以醫生可能會考慮先針刺放膿、處方抗生素、注射類固醇等方法,先處理炎症。當感染受控後,才考慮以手術將整個粉瘤切除。手術一般可於局部麻醉下完成,醫生會在囊腫表面的小黑點位置切一細小開口,盡量將整個藏於皮膚下的「袋」取出,雖然手術可能留下傷痕,但可大大減少復發風險。

如懷疑自己皮膚出現粉瘤,切勿用力擠壓,因為這樣非但不能改善情況,反而會令皮膚出現傷口,增加粉瘤受感染的風險,一般只用外用藥膏亦不能有效治療,所以有需要的話,應當諮詢醫生意見。

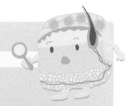

甚麼是脂肪瘤？

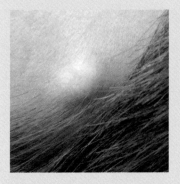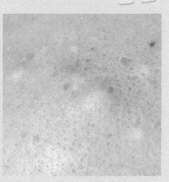

脂肪瘤 (Lipoma) 是皮下脂肪細胞過度增多增大所形成，雖然名字中有一個「瘤」字，但脂肪瘤是常見的良性組織，多見於背部、頸部、手腕、臀部和腳等。高膽固醇人士並非會長出脂肪瘤的較大風險；有家族史患者可在皮膚出現多個脂肪瘤，而這種與遺傳有關的脂肪瘤多出現前臂與大腿等位置。

脂肪瘤屬於良性脂肪細胞增生，雖然不會自然消失，但同時惡性病變的機率亦低。正常脂肪瘤生長速度非常緩慢，表面皮膚光滑，膚色正常，不會如粉瘤般於中央長出小黑點。用手捉摸時，感覺脂肪瘤像啫喱般柔軟，不會有分泌物流出；若用手輕輕推，就會覺得那瘤容易向多個方向移動。

⌇ 小心病變組織

　　雖然脂肪瘤極少機會出現癌變，但有時我們一開始誤以為是脂肪瘤，但腫瘤可能是其他病變組織。我之前有一位病人於手臂位置長出一個腫瘤，自己以為是脂肪瘤而不加理會，後來腫瘤越來越大，到發現時進行切除，才確實是惡性肉瘤。所以若發現一個懷疑是脂肪瘤且感覺痛楚，生長迅速變大，摸起來感覺硬身的話，就應該盡快求醫。如遇此情況，醫生會作進一步檢查確定及考慮切除，而皮膚活檢可確定病灶是良性的脂肪瘤，還是其他組織。

⌇ 治療方法各有長短

　　脂肪瘤雖然一般不會有甚麼併發症，但在皮膚上一個個凸起可能對外觀帶來不良影響；如果生長於關節位置或壓着神經，可導致日常生活的不便。如有需要可以通過以下方式進行治療：

• **病灶內注射類固醇**：一般只能縮細脂肪瘤，並不是整個移除。

• **抽脂肪**：透過針和抽吸管抽取脂肪，雖然傷口較小，但未必能完全移除。

• **手術切除**：切除手術一般在局部麻醉下進行，切除後復發機會不高，但手術風險包括傷口發炎、留疤等。

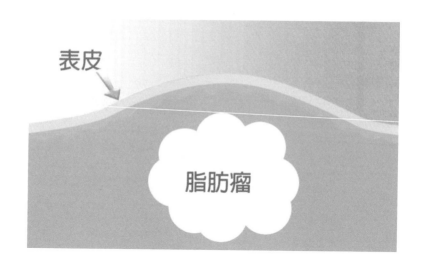

18 突然出現的皮膚腫塊——

化膿性肉芽腫
(Pyogenic Granuloma)

　　蘇先生剛畢業便於貿易公司上班，經常要處理大量文件，有時也會於工作中擦傷表皮。有一天，他無意中發覺手上生了一粒紅點，記不清出現紅點位置之前有否受過傷；起初只是一粒芝麻般大小，因為自己才剛上班數週，工作繁忙，未能抽空求醫，但只過了兩星期，小紅點已增大至 1 厘米，外觀呈鮮紅色。蘇先生便找醫生，並立即切除，化驗確診為化膿性肉芽腫（Pyogenic Granuloma），蘇先生才可放下心頭大石。

甚麼是肉芽瘤？

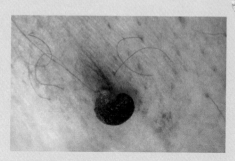

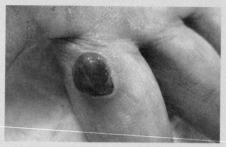

　　從病名來看，不少人會誤以為這個腫瘤與細菌感染有關，其實這類血紅色的皮膚增生與感染無關，而是在皮膚外傷刺激下，血管增生的良性凸起物。一般而言，以男性青少年患者較多，而服用異維 A 酸藥或懷孕女上也有較高的感染風險。

　　腫瘤可於數星期內變大，因為內裏滿佈微細血管，輕微踫撞也可導致出血，影響生活。外觀上，大多為鮮紅色，接下來外表會出現傷口及結痂情況。但因外觀及容易有出血問題，病人大多會儘早求醫。由於肉芽瘤的外觀獨特，從臨床觀察已經可作診斷，遇懷疑個案則會考慮以手術切除，化驗來確診。

〰 個別情況需要接受治療

部分肉芽瘤個案即使不接受治療也有自癒的可能，但如果腫瘤太大，或位處不方便的位置，甚至有些腫瘤持續滲血，醫生會建議治療，其中手術、冷凍、電灼及激光治療也能有效處理，而較常見為外科手術切除。一般局部麻醉下進行必須活檢，即醫生使用手術刀，沿着皮膚平面打平切除，再用儀器止血結痂，這樣做不需縫線，結痂會於一、兩個星期左右脫落；術後多沒有明顯疤痕，但傷口可能受病菌感染或暫時留有啡印。無論使用哪種治療方法，腫瘤還是有復發機會。

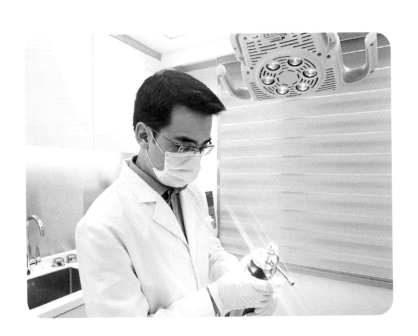

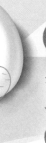

⑲ 皮膚也可以有淋巴癌？

蕈樣肉芽腫
(Mycosis Fungoides)

　　40歲的Alan平日十分喜愛水上活動，經常會相約朋友一起滑水。幾年前，他發現雙腳出現灰黑色的色素，起初以為只是曬黑，沒怎麼理會，但黑色素的顏色越來越深，並有些痕癢。朋友也留意到，即使Alan加強防曬也於事無補，反而一些經常被陽光曬到的位置卻沒有這些一塊塊的黑色情況，之後在做全身檢查時詢問醫生，最後確診為蕈樣肉芽腫（Mycosis Fungoides）。

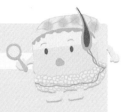

甚麼是蕈樣肉芽腫？

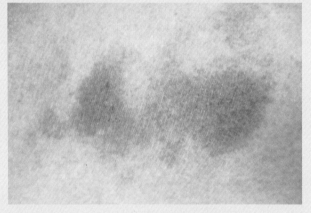

　　蕈樣肉芽腫是皮膚的 T 細胞淋巴癌，外觀上非常多樣化，患處可以是灰黑色或紅色；可以是一片片、一塊塊增厚的皮膚。「蕈樣」的意思是指，好像蘑菇，從外觀上此病症的患處好像一塊塊蘑菇似的增生，因而得名。雖然不常見，但是因為外觀上容易令病人甚至醫生忽略，所以當有一些皮膚上的變化持續不退時，也應考慮諮詢醫生意見。

　　蕈樣肉芽腫於年長人士較常見，但亞裔人士也有機會於中年時發病，確實病因不明，但有家族史，長期接觸致癌物等人士較易患上。

∼ 病徵多樣化 容易被忽視

　　蕈樣肉芽腫的臨床表現非常多樣化，也未必有很多獨特病徵，因此病人許多時也會有所忽略，從而耽誤診治。起初蕈樣肉芽腫可能只是皮膚痕癢，有時病情於幾年內也沒多少變化，及後可演變成或不太明顯的紅疹或黑色素；病情演變下去，平面的色素可變得凸起，甚至變成一塊塊腫瘤或演變成紅皮症，即九成或以上的皮膚也變紅。

　　除了皮膚之外，也可以擴散到其他淋巴及器官。因為病徵十分多樣化，有些個案臨床外觀也不太明顯，有不少情況在診斷時，需要結合皮膚活檢化驗：有些病人甚至需要經過多於一次的活檢化驗才能得出正確診斷。確診之後，可能需要進行其他化驗來確認有否擴散到其他器官。

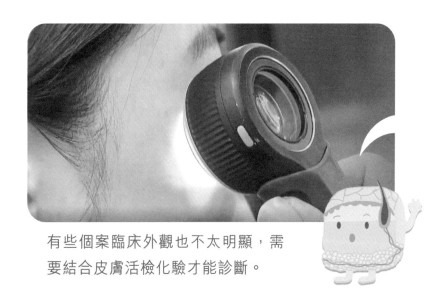

有些個案臨床外觀也不太明顯，需要結合皮膚活檢化驗才能診斷。

〰 定時覆診以策安全

　　蕈樣肉芽腫與其他淋巴癌的治療方式有明顯的不同，因為病情初期只影響皮膚，所以治療早期病例時，只針對皮膚已經可以，如類固醇藥膏及紫外光治療，大多數病人的病情也會比較平穩，需要長期覆診觀察。如果擴散到淋巴或其他器官的話，醫生會考慮使用化療或免疫療法來治療。

　　Alan 經過一系列檢查後，幸好病情只影響皮膚，採用的治療方法是外用類固醇，從而減輕痕癢病徵，雖然皮膚的灰黑色情況仍然持續，但他了解到此症需要自己多觀察皮膚及身體狀況，定時覆診，所以當初的恐懼感已逐漸減少。

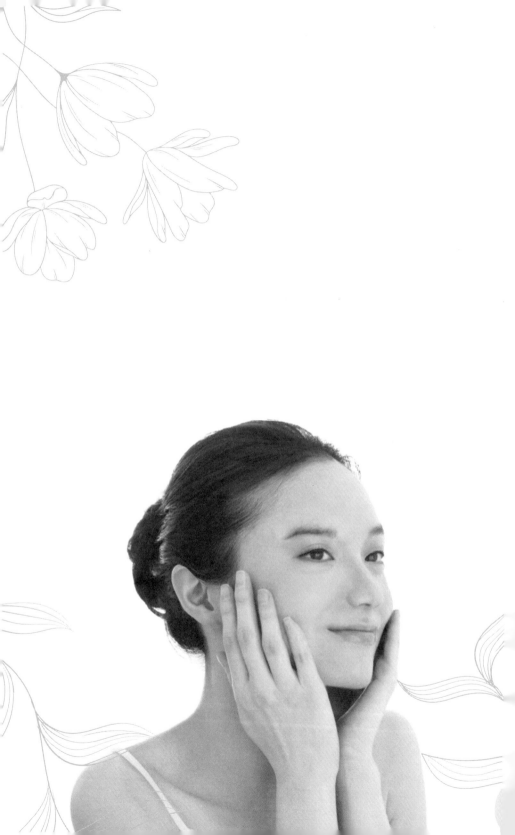

Chapter 5
醫學美容系列

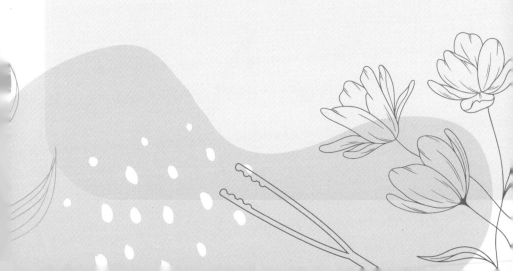

如何改善皮膚鬆弛及皺紋？

注射皮膚填充劑

現年 45 歲，從事時裝採購行業達十多年的阿茵，因為工作關係，經常需要開會、外出公幹等，用膳時間緊迫，食無定時，所以體型一直偏瘦，從不長胖。直到今年春天，她患了一場大病，令她食慾不振及暴瘦，體重大幅下降之餘，面部脂肪流失亦相當明顯。縱使她於大病過後回復良好的飲食習慣、積極增加體重，面部多處，例如額頭、太陽穴、淚溝及苦紋仍然非常凹陷，皮膚更見鬆弛及皺紋，驚現老態疲倦的外觀。

究竟有甚麼醫學美容治療能夠改善阿茵的面部脂肪流失、皮膚鬆弛及皺紋問題？

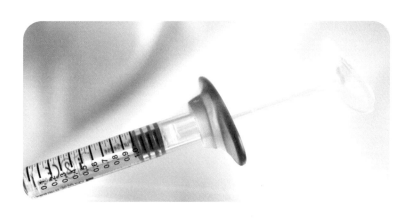

透明質酸

≋ 有效鎖水滋潤肌膚

透明質酸（Hyaluronic Acid），又稱「玻尿酸」，是一種糖胺聚醣（Glycosaminoglycan）。我們體內會自然製造出來，用以吸收水分並形成凝膠狀物質，可以用來滋潤皮膚、頭髮、眼睛和關節。每天我們部分透明質酸會流失，同時身體會再合成和更換，但自身天然的透明質酸會隨着年紀而變得越來越少，導致身體鎖水功能減弱；到 40 歲左右，身體所生產的透明質酸量會下降到身體所需的近一半份量，所以皮膚容易變得乾燥。

隨着年齡漸長，面部膠原流失、脂肪下垂，令面容下半部分變闊，紋理加深，亦令面部從年輕時的 Baby Fat 變得骨感，如眉骨和顴骨更為凸出，這時醫生會考慮使用填充劑來填補凹陷位置，改善面部輪廓。現今採用於注射皮膚的透明質酸是來自非動物穩定的透明質酸，由鏈球菌發酵方法生產和通過鏈結穩定化。因為它不是從動物來源製成，所以在人體出現過敏的風險非常低。

〰 可用於治療其他疾病

透明質酸是其中一種常用的填充劑，可用來改善面部輪廓，如蘋果肌、鼻樑和下巴形狀，令本來凹陷或不夠飽滿的位置變回理想狀態。當注射透明質酸於面頰較高位置，可增加面部拉提效果；另外，透明質酸也可減少臉上的皺紋和補充水分等。除了醫學美容程序之外，注射透明質酸也可用於治療其他疾病，如關節退化，而應用於醫學美容程序的透明質酸方面，市面上有很多不同產地 / 品牌的產品。

〰 注射前、中、後期的不同反應

進行注射之前，應跟醫生有充分的溝通，了解個人的實際需要。有些人只是想自己在外觀上更顯年青，並不知道自己面部哪些位置出現問題、哪些地方需要改善。醫生首先會分析面部輪廓問題，然後預計需要多少份量的透明質酸以達到理想的效果，得出合理期望和共識之後，才開始注射，便可大大減低誤會。

注射透明質酸治療過程是相對簡單和安全的，一般需時不長。治療過程中，醫生會用針或導管將透明質酸注射到需要的位置，因效果即時可見，醫生可因應當時情況加以調節以達到更理想的效果。在注射過程中，可能會引起疼痛或不適，注射之後也可能會引起發紅、瘀青或腫脹，腫脹程度則取決於注射的份量和使用產品的特質。如果有副作用或任何不如

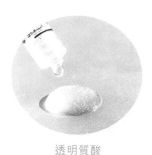

透明質酸

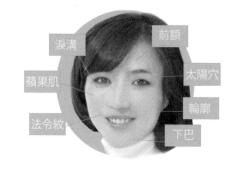

預期的效果，醫生可以注入透明質酸酶以溶解已注射的透明質酸，令面容回復注射前的模樣，讓治療更安全。

通常注射後兩週內，由於透明質酸尚未與皮膚融合，凝膠仍然可動。所以這期間盡量不要大力搓揉注射後的位置。另外，熱量有機會加快分解透明質酸，縮短效果維持時間。因此如需要接受其他高強度的聚焦超聲波、射頻或激光等治療，可以考慮先完成這些儀器治療後才接受注射。

膠原增生劑

〰 了解術後護理 減少不良反應

另一種可幫助改善輪廓的注射物為膠原增生劑，現時市面上有很多這類型的不同品牌、不同物料的產品，而大致原理為當注射入皮膚後，會於該位置刺激膠原增長，變得飽滿，好處是相對自然，維持時間一般較透明質酸長，亦不必擔心高溫降解而影響治療效果。不過，注射膠原增生劑後需要時間等待膠原增生，最終效果不能於注射後立即呈現。另外，若果注射得不均勻，例如只聚焦在一個點上，或注射後沒有適當按摩，可能會令膠原在局部一個位置慢慢生長，便會形成一顆顆增生，尤其是當出現在眼部下方這些皮膚較薄的位置，外觀上亦比較明顯，可以令皮膚出現一粒粒的凸起物，所以接受此類注射應先了解術後護理，減少不良反應。

注射皮膚填充劑之前應與醫生商討清楚，因注射後有機會出現痛楚、紅腫、瘀青，或對填充劑敏感及傷口感染。若注射位置觸碰到神經線和組織，亦可能導致神經痛；最極端的副作用是，當透明質酸被注射到血管內，便會阻塞血液流通，有機會令表皮壞死，甚至影響視力，所以注射前必須與醫生多作溝通，了解風險。

高能聚焦超聲波（HIFU）

∼ 無創拉提皮膚乃非入侵性技術

高能聚焦超聲波療程（HIFU）是非入侵性治療的其中一種。高能聚焦超聲波透過熱能聚焦「淺表肌肉腱膜系統」（SMAS），刺激膠原蛋白再生，幫助緊緻及提升肌膚。

高能聚焦超聲波原理屬非手術式、非入侵性的技術，於特定的皮膚深度加熱，聚焦到較深層皮膚的能量可減低表皮灼傷，亦可促進膠原增生，緊緻及提升肌膚。治療期間不需要注射藥物，儀器亦不帶有害輻射。有些人擔心接受治療後，肌膚提升太多，令下半面變得下陷；其實根據不同位置及皮膚需要，醫生可選擇治療不同皮膚的深度，如針對 SMAS 位置會有較大的提升效果；針對真皮層則較多緊緻，所以接受治療前應與醫生多溝通自己的期望，讓醫生加以調節。

✚ Dr. Chan 話你知

注射過填充劑是否代表以後也必須持續注射？

不是。當之前注射過的填充劑隨時間流失後，皮膚輪廓會回復未注射前的狀態，如果期望維持注射效果的話，的確需要考慮再接受注射，但停止注射也只是回復原來樣貌，不會變得比之前差。

市面上有不同儀器，大多數以不同深度的探頭發放聚焦超聲波熱能，於多個不同的皮膚深度進行加熱，更將目標組織溫度增加至攝氏 60 度左右，形成「熱凝結點」，藉此收緊皮膚，達至刺激皮膚組織，令膠原蛋白重組重生的效果，皮膚逐步收緊及提升。療程後，大部分人均可隨即見人，小部分人於治療後，短時間內皮膚可能會出現輕微紅腫或疼痛。雖然高能聚焦超聲波整體治療效果一般不及傳統侵入性埋線或整形手術，但對於一些尚未需要做入侵性手術的人士來說，已是一個不錯的選擇。

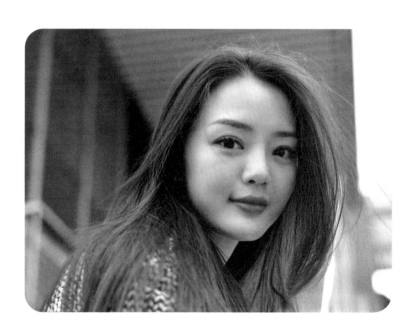

眼皮位置較薄 不宜直接採用

要留意的是，並非每一個人也適合接受高能聚焦超聲波治療，例如治療部位有唇瘡、嚴重或囊腫性痤瘡、傷口、任何患有炎症的人士，或身上有經外科手術放入的外來物質；孕婦及計劃短期內生育的女士、使用心臟起博器人士，以及身體有植入金屬或其他植入的電子儀器也應諮詢醫生的意見。雖然治療大致安全，但儀器不可直接用於眼皮位置，香港曾有個案因接受高能聚焦超聲波而誤傷眼睛，消費者必須小心選擇。

Dr. Chan 話你知

高能聚焦超聲波療程要每兩、三個月進行一次嗎？

不用，治療一般一年一次。療程後，提升皮膚緊緻的效果一般會在兩、三個月內逐漸呈現，而效果一般維持約一年。

埋線

～ 埋線帶來的創傷比手術低

若面部的虎紋、木偶紋太明顯，或下半面感覺太闊，可能與面部下垂有關。改善方法眾多，傳統方法為拉面皮手術，雖然效果明顯但手術始終會帶來較大的創傷；術後亦需較長時間消腫。如果下垂情況未太嚴重，可考慮較小創傷的方法，如 HIFU 及注射針劑，但 HIFU 未必對每個人均有完美且足夠的效果，透明質酸或膠原增生劑可幫助改善下垂外觀，但注射位置及用量對效果影響甚大，此類產品也不適合大量注射，尤其是面型較闊人士，避免面部輪廓變得不自然。

近年，埋線技術發展得越來越好，用來幫助改善輕微至中度下垂或其他輪廓問題，醫生於適當位置刺入幼線，線上的結構如倒鈎、圓錐體等，可固定線的位置，產生拉扯效果。除了物理性的拉提效果，當線日後被分解也會於線材附近位置有刺激膠原作用，從而提升面部外觀和輪廓，而埋線所帶來的創傷比手術為低，對希望改善外觀，但又不準備做手術的人，不失為一個合適的方法。

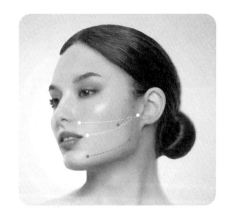

材料及設計依個人選擇

　　早期用於埋線的材料為永久性的金屬線，但併發症較多。之後演變為可被分解的材料，副作用較少，其中較常見的為Polydioxanone（PDO）線，亦有一些使用 PLLA 或 PLGA 的線材以增加線材彈性或膠原增生效果。設計方面亦有分別，舊式設計大多需要使用較多數量的線，醫生可能需要使用數十條線才足夠；新式的材料則根據個人或線材不同，一般一邊面使用 1~3 條左右便可，所以手術後皮膚瘀傷較少。植入線材後加以拉緊，醫生會剪走多出的線，令線埋在皮下。用者之後需保持針口乾爽清潔，減少感染風險，再者亦應避免大力按壓皮膚，或做太大表情。術後數日內消腫，拉提效果與用料、位置等有關，一般可維持半年至一年以上。

　　埋線的創傷雖然比拉皮手術低，但埋線時始終需要注射局部麻醉，之後醫生在皮下刺入針線，期間可能引起疼痛和瘀青，甚至刺傷皮下組織，傷口發炎等；術後線材可能移位，線材放於太淺可導致局部位置下陷。另外，線頭也可以凸出皮膚等罕見的副作用。所以用者應與醫生多作溝通，平衡好壞後才選擇如何處理面部下垂問題。

皺紋

〰 皺紋分動態紋和靜態紋

　　隨着年齡增長，皺紋會越來越明顯，令人從外表看上去較真實年齡為大，看起來會讓其他人覺得疲累。要解決皺紋，應該先要知道本身皺紋屬於哪種類型。當我們做表情，如大笑時出現和加深的魚尾紋、額頭紋等都是動態紋，重複表情，因反覆折疊周圍皮膚而成，久而久之，即使不做表情還是會留下皺紋。至於眼睛或眼皮的小細紋則是靜態紋，在眼睛周圍的皮膚是皮膚最薄的部位，膠原蛋白和脂肪會隨着歲月而流失、皮膚乾燥等情況，皮膚失去足夠支撐而出現。

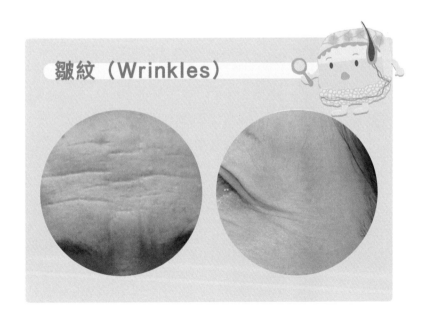

皺紋（Wrinkles）

按皺紋類型決定治療方法

　　動態紋主要以注射肉毒桿菌毒素為主。當我們要做一些面部表情，大腦會通過神經發出訊號給肌肉，神經末梢會釋放一些化學物質，刺激肌肉收縮。而肉毒桿菌毒素會於神經末梢阻斷這些化學物質；經注射後，局部的肌肉得到鬆弛而減少動作，從而減輕動態紋。在適當的注射過程下，毒素只影響所注射的肌肉，效果多數在注射後 2 至 7 天後出現，而周圍其他肌肉的功能則繼續維持正常；注射時，可引起疼痛或瘀青。

　　要改善靜態紋可以用醫學換膚的方法，包括分段式激光或透過射頻，以刺激膠原蛋白的生長，令肌膚更加平滑，效果一般較明顯，但這些治療可能導致皮膚發紅和有些微腫脹。化學換膚亦可幫助減少皮膚角質，刺激膠原增生，但這種酸性物質可能對眼周肌膚太刺激，不是所有人均能忍受。另外，

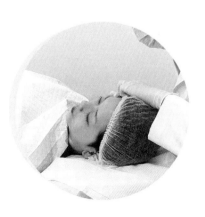

注射肉毒桿菌毒素後，局部的肌肉得到鬆弛而減少了動作，減輕動態紋。

注射透明質酸填充劑可以填滿皮膚較薄的部位，肌膚較挺而令膠原流失的皮膚可以更加飽滿，從而減淡皺紋。同樣地，注射時可引起疼痛或瘀青。

　　除此之外，避免陽光曝曬，使用防曬和含有外用抗氧化物的護膚品、睡眠充足，戒煙可幫助減緩皮膚老化和皺紋的出現。然而，針對皺紋有好幾個選擇，醫生會根據患者的喜好、皺紋的類型和嚴重程度來選擇。

✚ Dr. Chan 話你知

打肉毒桿菌毒素會否變「膠面」？

　　不少人擔心注射肉毒桿菌毒素後會導致「膠面」，即是表情變得僵硬，非常不自然。其實，肉毒桿菌毒素效果與注射的劑量及位置有莫大關係，只要注射前跟醫生溝通，大家有適切的期望，使用劑量及注射位置合適的話，就不會引致「膠面」了。

21 讓皮膚再次白滑——

疤痕及色斑治療

現年 35 歲的 Denise 是一名專業攝影師，除了時常於婚宴及生日宴中替客人留下美好回憶，他的足跡亦遍佈世界各國，最喜愛拍攝漂亮的北極光。由於 Denise 過往較少護理皮膚及做足防曬，面上顴骨位置及額頭都長滿了雀斑。由於雀斑數量很多，還有些變得越來越深色，Denise 很希望尋求治療。除此之外，在中學時期留下的暗瘡疤痕也一直沒有消退，心中希望如果有一天皮膚能回復光滑便好了。

究竟有甚麼治療方案可以幫助 Denise 去除色斑及改善昔日留下的暗瘡疤痕呢？

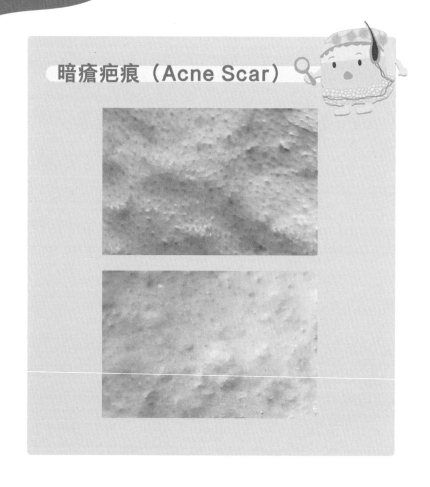

〰️ 先好好處理發炎的暗瘡

治療暗瘡印和疤痕前，應先治療好活躍發炎的暗瘡，要不然不斷有新的大粒暗瘡，就會衍生更多疤痕而令患者對治療失去信心，減低治療的成效。至於暗瘡印，一些外用藥含維生素 A 酸（Retinoid）、曲酸（Kojic acid）、壬二酸（Azelaic Acid）、果酸（AHA）或維生素 C 等均可幫助減淡暗瘡印。

兩種磨損型激光預數天康復期

　　暗瘡啡印或疤痕隨着時間會慢慢減輕減淡，但較少機會自然消失。為改善凹凸疤痕，意即需要使皮膚在受控下受一定程度的創傷，以達到重組膠原的目的。事實上，外用維生素 A 酸和果酸等產品也可幫助減淡上述問題，副作用較輕，但一般需時較長才可達到理想的效果，皮膚易敏感者未必適合；當治療較嚴重的暗瘡啡印或疤痕時，醫生可能會使用分段式激光技術治療。

　　一般而言，分段式激光技術治療可再細分為磨損型或非磨損型，磨損型激光（如分段式二氧化碳激光）會使受治療位置的皮膚蒸發，創傷較大但效果較明顯，但磨損型激光可能有較高風險留下色素沉澱；術後留下灰印，可維持數週。至於非磨損型激光則不會令表皮損傷，亦有助增生骨膠原蛋白及重組，當足夠的新膠原蛋白增生後，有助填補暗瘡疤痕，一般需多次治療。兩者均會有為期數天的康復時間，亦需多次療程以增強改善效果。治療比較細小局部的暗瘡疤痕則可考慮注射填充劑，如透明質酸，可以幫助填補深部暗瘡疤痕所留下的疤痕。但填充劑的缺點是會隨着時間而流失，需要每幾個月重複注射一次。

∿ 暗瘡位置影響留疤程度

　　於某些位置出現的暗瘡，如下頜線、膊頭、身體中線等，會較易引起疤痕增生，又稱肉芽，令患處長出一顆顆紅腫問題，有時可以出現痕癢和疼痛；而隨時間有繼續增大的風險，醫生會根據增生位置、粒數、大小等建議治療方案，於患處注射類固醇或手術切除均可減低病徵。

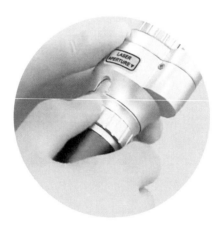

分段式激光技術能治療暗瘡疤痕

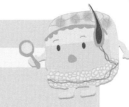

甚麼是皮膚色斑？

皮膚色斑（Pigmentation）

黃褐斑

曬斑

雀斑

雀斑易出現在皮膚白女士

提到皮膚色斑，雀斑、黃褐斑及曬斑均為常見的色斑。雀斑屬最普遍，多見於兩邊面頰，呈一點點淺啡色狀。雀斑跟紫外光及膚質有關，如皮膚白皙者會較常見，通常在面頰、額頭及鼻子這些較多接觸陽光的位置出現；一些多戶外活動人士會出現在身上、膊頭等。雀斑一般為細小（約數毫米大小），不會凸出皮膚，邊界分明的咖啡色色素；隨着日曬增加，黑色素細胞會產生更多黑色素，令色素愈來愈深，愈來愈大。

雀斑屬於淺層色素，淡斑處理方面較深層色素有效。如使用1、2次短波長（如532nm）激光常有不錯的淡斑效果；近年較流行的皮秒激光可有效處理色素問題，但如使用這類短波長激光亦可能出現激光後反黑，即是激光治療後色斑反而變深，雖然大多數個案反黑會於數月後回復，但接受治療前應與醫生溝通。另外，彩光治療或長波長（如1064nm）也可用於淡化雀斑，治療可能需要較多次數，但反黑風險較低。

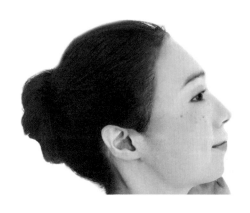

〰 黃褐斑並不容易對付

　　黃褐斑又稱「賀爾蒙斑」，直徑可由數毫米至數厘米長，外觀如「一餅餅」的灰色色素，與無斑的位置分界不明顯，看上去「矇矇地」，多數左右對稱。外觀顏色與黃褐斑的深淺程度有關，如表皮為主的話會較啡色，真皮較多的話會較灰藍色。真實成因不明。醫學界普遍認為與賀爾蒙及遺傳因素有關，女士較易受影響，尤其是曾服用避孕藥、較早來經及曾經懷孕會較易出現黃褐斑。此外，經常曬太陽、血管因素、曾有皮膚炎症或有家族史人士都比較容易出黃褐斑。不少女士懷疑自己有賀爾蒙斑便容易變得有點擔心，因為賀爾蒙斑並不容易對付，多數需要使用多種療法，如外用藥、果酸治療等。

〰 太陽斑與紫外線有關

　　太陽斑又稱「曬斑」，曬斑面積比雀斑大，直徑約 1 至 2 厘米，隨着時間及紫外線影響會變得越來越大，顏色也越來越深。常見於外露地方，如面部及雙手，與雀斑同樣屬較淺層色素，治療也與雀斑較類近，激光治療多能有效處理。外用美白產品或果酸治療也是另外一些治療選擇，除了有刺激皮膚風險之外，如能正確使用，這些治療對大部分人都是安全的，但相對雀斑多需要多次治療才有較佳效果。此外，防曬是最重要的預防色素方法，除了撐傘、穿淺色長袖衣服之外，適當使用防曬產品至為重要。另外，亦可考慮使用含外用抗氧化物的皮膚產品，以增加預防色斑效果。

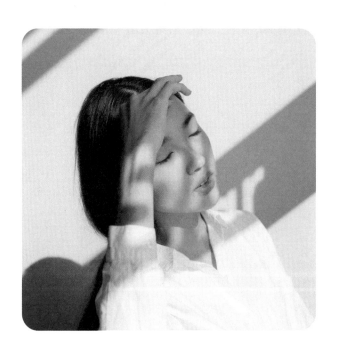

〰 掌握果酸濃度非常重要

　　果酸從水果提煉出來，其中最著名的一種，稱為「甘醇酸」，分子最小，對皮膚的穿透性最好，因此比較常用；其他如檸檬酸、酒石酸、杏仁酸等等，也都屬於果酸之一。當然，混合各種酸的複合性果酸也隨之出現，對於如何選擇這幾種果酸，宜從病人的皮膚狀況與醫生的判斷來決定。

　　當使用於皮膚表面時，果酸的酸性令表皮角質層剝落，令皮膚更快更新，可刺激皮膚新陳代謝，改善毛孔，減淡幼紋，令皮膚更亮白。家用果酸一般為 2 至 10%，診所使用一般為 20 至 70% 不等，使用後需要用中和液中和。使用果酸時，應注意濃度的掌握，這與使用者本身的皮膚狀態、天氣濕度等有關。濃度太低，效果不明顯；濃度太高，可令皮膚燒傷受損；如濃度太高或太頻繁地使用果酸，反而令皮膚受傷並留疤。

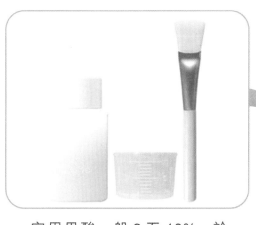

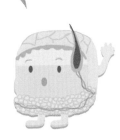

家用果酸一般 2 至 10%，診所使用一般 20 至 70% 不等。

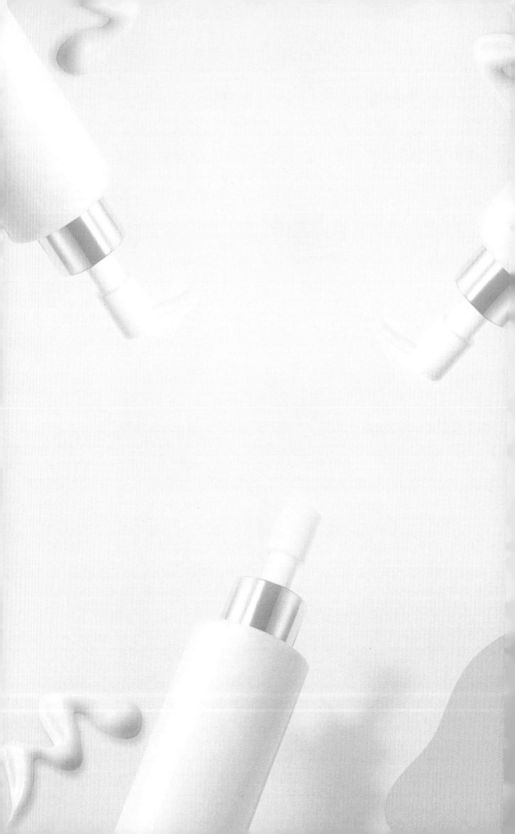

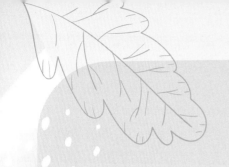

皮膚產品知多啲

 防曬

 潤膚膏

 抗氧化物

 美白

 洗髮水

護膚品成分大檢閱

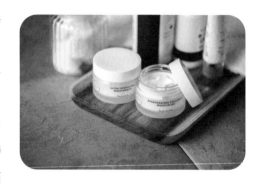

　　不少病人在診症時也會問醫生：「自己適合使用哪一些皮膚產品？」、「有甚麼地方需要留意？」。有時還會帶來一袋袋從家中裝滿的各種皮膚產品，讓醫生給予意見，我當然不了解世界各地的所有產品（有時更會被包裝上一大堆日文或韓文所難到）；這時唯有從成分表的成分中分析；有時不難發現即使產品包裝聲稱「適合敏感人士」、「皮膚科醫生推薦」之類的字眼，但可能當中有一些產品卻含有刺激物、常見致敏原等。所以，選用皮膚產品時，最重要是了解個人的需要，能了解個別產品成分表中各成分的名稱固然好，或可請教醫生意見。

　　選擇皮膚產品而言，潔面，潤膚為最基本，而爽膚水、防曬產品、外用抗氧化物亦在不同情況下變得重要。那麼，自己需要哪一類產品？成分當中需要留意甚麼呢？以下讓我們一起探討這些產品吧。

小心愈洗愈油——

潔面 (Face Cleanser)

　　從事皮膚診症才發現不少人輕視潔面這看似簡單，卻非常重要的步驟，以為「求其用水撥一撥面」就得，又有些人一日洗 5、6 次面，令面部皮膚變乾裂，適得其反。一般情況下一日洗兩次面已足夠，如遇大汗或有其他明顯污漬可再清洗多次。完全不用潔面產品，只用水洗面不能有效清除表皮污垢；洗太多次則清除過多皮脂，引致皮膚屏障受損，不利有敏感肌膚或濕疹人士。每次潔面只需要少量潔面產品，在皮膚上均勻輕輕打圈，根據不同成分可在皮膚上停留適當的時間，再用和暖水洗淨，暖水有助擴張毛孔，有助徹底清潔污垢。

個人膚質決定所需產品

　　潔面產品和其他皮膚護理產品一樣，應根據不同情況及個人膚質來選擇；有些產品已加入消炎抗菌，或保濕等成分。總括而言，潔面乳（Lotion）/ 潔面膏（Cream）較適合乾性皮膚，而部分潔面產品，如較多泡沫類（Foaming）可能較鹼性，潔淨效果較高，適合油性 / 暗瘡用者，但同時可刺激皮膚。油性皮膚人士亦未必適合使用含磨砂成分的潔面產品，因為當中的磨砂成分會輕微刮傷皮膚，破壞正常皮膚的保護效果，

如果油性 / 暗瘡類型皮膚需要去角質的話，可考慮使用其他產品配合。

〰 小心果酸潔面的酸性度

用者亦應小心使用含果酸成分的潔面產品，有敏感皮膚人士當然不適合使用，即使此類含果酸潔面一般酸性濃度低，但如果太頻繁使用，或用太多也可弄傷皮膚，所以有懷疑應先諮詢醫生意見。

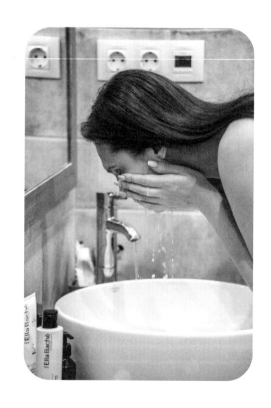

護膚必須品？

爽膚水 (Toner)

不少人不明白爽膚水有甚麼作用，為何才剛洗完面又要立即再洗多一次？其實，最早期的洗面是使用肥皂的，當中多數鹼性較高，洗完臉容易殘留一些未完全徹底洗淨的肥皂，所以就使用一些水劑（即爽膚水）來再清洗，以及中和鹼性，令肌膚變回較適合的微酸／近中性酸鹼度，再繼續餘下的保養步驟。然而，現在不少人使用潔面乳，洗完面後已經較少殘留物，溫和潔面乳亦未必帶高鹼性，在此大前提下，最原始最基本的爽膚水的必要性已大大減少。

〰 成分可去死皮、保濕

現今不少爽膚水都加入了不同的成分，有些爽膚水含酒精或其他酸性成分（這類產品有時被稱為收斂劑（Astringent）），較適合油性暗瘡肌膚，但對乾燥敏感肌膚則未必適合；有些爽膚水則加入保濕成分，成分或效果可能與之後的護膚程序中的潤膚和保濕重疊，但對乾燥皮膚用家來說，不失為合適的選擇。使用爽膚水應在潔面後盡快使用，減少潔面後可能帶來的鹼性及乾燥影響。一支爽膚水未必一年 365 日也合用，夏天面油多，可使用較多去角質成分的爽膚水；冬天乾燥，可考慮多保濕成分的產品。

別輕視紫外線——

防曬

　　不少人會問及為甚麼會出斑？為甚麼皮膚會老化？這些問題其實與過多紫外線有關，所以減少紫外線對皮膚的不良影響就成為我們的一大課題。太陽所釋出的紫外線 A 及 B 可穿過大氣層而影響皮膚，即使一般窗戶也不能有效阻擋；所以當我們身處戶外，室內或車廂內也有需要保護皮膚。

　　紫外線 A（UVA 波長 315 至 400nm）穿透力較高，可到達真皮層，令皮膚曬黑、增加皮膚老化及患癌風險；紫外線 B（UVB 波長 280 至 315nm）則影響表皮為主，可導致皮膚癌及曬後的皮膚灼痛、脫皮等曬傷情況。要避免皮膚出現曬傷、曬黑及光老化（受紫外線傷害積聚而老化）等問題，除了減少長時間在猛烈陽光下逗留外，也應該選用適合的防曬產品。

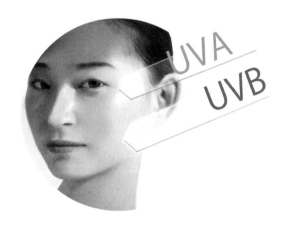

防曬產品五花百門，究竟哪一種才適合自己？我們可從產品所標示的防曬能力、防水與否、質地、物理／化學性等因素來選擇。

〰 讀懂防曬指數

買防曬產品第一樣要留意的當然是效果是否足夠。常見的防曬指數（Sun Protection Factor, SPF）就是以數字代表該產品阻隔紫外線 B 的能力，數字愈高，代表防紫外線 B 的能力愈強。但 SPF 指數計算方法較為特別，指數跟防曬能力並不是直線相關，如 SPF15 已可阻隔約 93% 的 UVB；SPF30 則可阻隔約 97%，效能上，SPF30 的防曬產品不比 SPF15 的產品強一倍。

如果採用防曬指數非常高（如 SPF>50）的產品，可能含有太多防曬成分而增加致敏及阻塞毛孔等副作用。一般而言，日常生活可選用 SPF15，如較長時間在戶外的話，SPF30 的產品已足夠，不需盲目追求高 SPF 值的防曬用品。至於紫外線 A 的保護效能則沒有全球統一的指數，而 PA（Protection Grade of UVA）是較常見且針對紫外線 A 的防曬指數。以 + 號表示，最好選擇 +++ 或以上。一些廣譜防曬（Board Spectrum）產品代表該產品同時阻隔紫外線 A 及 B。

≋ 按照個人實際需要

選用防曬產品要留意個人的特定需要，如進行水上活動，或個人比較大汗，應選用具防水效能的產品，但防水防曬霜大多只能提供 40 至 80 分鐘的保護。另外，防曬產品的質地亦要留意，如果皮膚較油性，可使用質地較輕、較水性的產品，避免毛孔閉塞。

≋ 認清物理性與化學性

除了防曬數值高低之外，選擇防曬產品時還需留意防曬產品的種類，大致可分為物理性和化學性。物理性成分主要是二氧化鈦（Titanium Dioxide）和氧化鋅（Zinc Oxide），較少刺激皮膚，尤其適合敏感性皮膚人士或小童，但此類防曬產品一般帶白色及質地較厚，搽上後可能在皮膚留下白色印記，也較易阻塞毛孔。而化學性含有化學防曬劑成分，質地較輕，一般透明，較少阻塞毛孔，但缺點是較易刺激皮膚，以及需要預先半小時搽，成分被吸收才能發揮足夠的防曬效能。其實市面上大部分防曬產品均為混合性，即同時含有物理性和化學性的成分，從而提供兩者的好處；但如果有特定需要者，則可考慮使用純物理或純化學性的防曬產品。

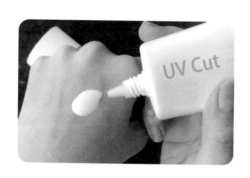

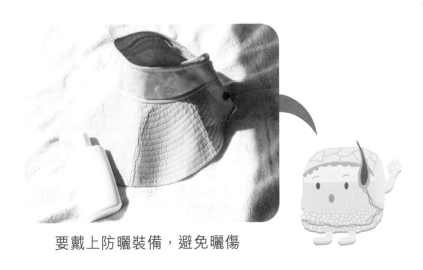

要戴上防曬裝備，避免曬傷

成人面部需要搽多少才足夠？

　　使用防曬產品需要足夠份量，如只使用1、2滴 SPF50 的防曬霜於面上，那可能只提供到遠低於 SPF50 的保護效果。建議使用足夠的份量：$2mg/cm^2$，即每平方厘米的皮膚範圍需要有 2 毫克產品（即成人面部大約需要搽半茶匙），才可發揮所標示的 SPF 效能。有研究顯示，大部分人也搽不夠這份量，減弱了防曬效果，有人甚至誤以為已經受保護而大曬特曬，最後還是曬傷皮膚。另外，防曬產品功能於乾爽環境下一般只可維持在 2 小時左右；時間過後，需要再搽才可維持防曬效果，所以朝早出門前搽防曬，到中午時已所剩無幾了。

潤膚膏

潤膚補水又鎖水——

　　潤膚膏主要用來紓緩乾燥問題，不論你有沒有敏感皮膚也可選用，但究竟哪一種潤膚膏才適合自己？我們可以從個人皮膚的性質開始考慮。如果是油性／暗瘡皮膚，應考慮質地較輕、性質較水性的，甚至可選用有溫和去角質，不易阻塞毛孔的產品；如果皮膚較乾燥敏感者，應考慮補濕、鎖水效果較好，質地較滋潤，性質較油的產品。

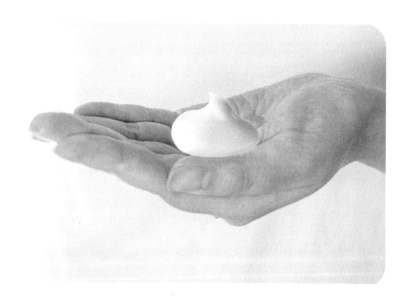

～ 小心致敏成分

　　至於有敏感肌膚者，適合使用有預防濕疹作用的潤膚膏，所以不論病情嚴重程度，醫生也會建議使用合適的潤膚膏，但未必每一款潤膚膏也適合所有濕疹患者。消委會曾分析市面上的潤膚膏，發現即使聲稱醫生建議的產品也可能含有容易致敏成分如色素、香料，或高致敏防腐劑，如 Paraben，MIT 等。大家應留意產品成分，或請醫生推薦。另外，除了避免使用含有致敏成分的潤膚產品之外，含有合適的成分也可增強補水、鎖水效果。尿素、甘油、透明質酸等成分有助皮膚吸收水分；一些含補充皮脂成分的產品，如神經醯胺（Ceramide），可幫助修補表皮屏障功能，也有一些含有抗氧化物的潤膚膏可幫助消炎。

～ 不同質地具不同效能

　　潤膚膏的不同質地也會影響效能。最主要有兩種類型：一種質地較輕盈，如啫喱（Gel）、乳霜（Lotion）、水膏（Cream）等，這類型的潤膚產品較少阻塞毛孔，適合面部使用；另一種質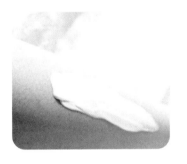地較油膩，如油膏（Ointment）、油（Oil）。較油質的產品，其水分較少，搽上皮膚就好像在皮膚上加上一層蠟質，對鎖住水分較有幫助，此類產品較少刺激性，特別適合乾燥，甚至龜裂皮膚使用。

質地較稀的潤膚膏含水分較多，但就不太鎖水，即使補充了水分也容易流失，當患者使用這種產品於傷口或有活躍發炎的位置時，較易引起刺痛感。此外，因為含水量較高，通常需要添加防腐劑來幫助殺菌和保質，有較大風險令皮膚痕癢或導致過敏接觸性皮炎。所以，更好的選擇是先用一些不含高致敏防腐劑的乳膏打底，等幾分鐘後再補一層薄薄的油膏就可達到既補水，又鎖水的效果。

補充一點，我不時聽病人告知，當搽上潤膚膏那刻就有刺痛感，其實背後有幾個可能性，包括：因為產品中有刺激性成分；亦可能因為皮膚太乾，表皮有些微龜裂，所以未必是因為產品有問題。

Dr. Chan 話你知

先搽潤膚膏？還是藥膏先？

如果同一時間需要搽潤膚膏和有藥性的藥膏（如外用類固醇），應先搽上潤膚膏，等一會讓皮膚吸收後再搽藥性藥膏。因為受滋潤後的皮膚吸收能力會有所增加，這樣的話，之後搽上藥膏會加強皮膚滲透。

有效抑制氧化問題——

外用抗氧化物

過多紫外線、環境污染及自然老化的過程等，可對皮膚細胞引起氧化化學作用及發炎，繼而會產生游離基（Free Radicals），而游離基可以催化一連串的促炎細胞因子及化學反應，令皮膚變差，如加速老化、出斑、鬆弛等，所以當討論皮膚護埋產品時，有一項不可不提的就是抗氧化產品，本身用於抑制氧化化學作用。

抗氧化物好處多

隨着年紀增長，尤其累積了紫外線對皮膚的傷害，體內的抗氧化物或不足以對抗游離基，因此皮膚會出現老化，令膚質受到一定程度的影響。所以，年齡漸長時可考慮選用以下的外用抗氧化物：

維生素 C（Vitamin C）

維生素 C 是一種天然的水溶性抗氧化物，不少植物、生果也含有大量維生素 C，吃多些蔬果所吸收的維生素 C 對身體健康非常重要，但卻不能足夠增加皮膚的維生素 C 含量，所以外用仍然是最有效補充皮膚維生素 C 的方法。醫學研究發現，維生素 C 有助降低紫外線對皮膚的壞影響，也可增加

羥化酶的功能，從而增加膠原蛋白合成及其穩定性。另外，維生素 C 可抑制酪氨酸酶，以減慢黑色素形成，幫助淡斑。當外用維生素 C 接觸到空氣或陽光後會變得不穩定，所以現時大部分的產品分子成分有所改良，包裝均為有色瓶子，以增加穩定性及減低紫光線的影響。

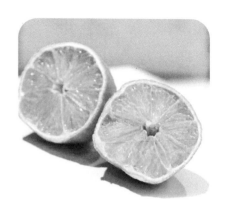

維生素 C 有助降低紫外線對皮膚的壞影響

菸鹼胺（Niacinamide，或稱為 Nicotinamide）

菸鹼胺，即維生素 B_3，存在於不少食物當中。有研究發現，維生素 B_3 可幫助刺激增加皮膚屏障中重要的成分，如神經酰胺和角蛋白，這樣就可幫助維持皮膚水分。另有研究發現，使用維生素 B_3 後，會減少皮膚表面的皮脂，從而減少表皮毛孔閉塞、改善毛孔。但若維生素 B_3 濃度高於 5%，會較易刺激皮膚，導致痕癢、刺痛等情況，應小心使用。

維生素 E（Vitamin E）

維生素 E 是一種油溶性抗氧化物，隨着年齡漸長、累積過多紫外線的話，皮膚中的天然維生素 E 會慢慢減少，而外用維生素 E 可增加

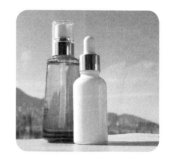

皮膚含量。本身具有消炎及降低急性和慢性的紫外線影響，因為油溶性關係，外用維生素 E 產品多數較油潤，有助滋潤乾燥皮膚，較容易被皮膚吸收。

穀胱甘肽（Glutathione）

穀胱甘肽是天然肝臟製造的抗氧化物，減少游離基，同時亦可增強其他抗氧化物的功效；市面上有外用、口服和注射劑，外用亦有助減少曬紅的情況。

白藜蘆醇（Resveratrol）

白藜蘆醇可於葡萄、藍莓中找到；研究發現，白藜蘆醇具有抗氧化效果，有抑制酪氨酸酶及消炎作用。

輔酶 Q10（Coenzyme Q10 / Ubiquinone）

輔酶 Q10 本身存在於體內，幫助細胞生長，魚類及堅果類食物也含有，但會隨着年長而減少，單從食物吸收亦不能提供足夠身體及皮膚所需。研究發現，輔酶 Q10 有效抗氧化，有助抑制膠原酶，從而減少膠原流失；當皮膚在接受激光療程後、承受一定程度的創傷後，輔酶有助修復。

維生素 A 酸及 A 醇（Retinoid and Retinol）

請參閱 Chapter 3 皮炎及座瘡系列。

安全又便宜——
美白產品

外用美白產品比其他淡斑治療，如激光，較安全及便宜，但市面上的美白產品眾多，主要成分更各有好壞之處，大家可從當中主要成分作分別。

對苯二酚 (Hydroquinone)

對苯二酚是一種常用及有悠久歷史的淡斑產品，可以抑制酪氨酸酶（一種調控黑色素形成的成分），以減少新的黑色素形成，及降解黑色素體，從而達到美白淡斑效果。市面上的對苯二酚濃度為 2 至 4%，更高濃度非但未有證明能更有效淡斑，反而有更高副作用的風險，尤其是外源性褐黃症（Exogenous Ochronosis），即是外用這種本應幫助美白的產品，反而令皮膚永久性變灰黑；為避免此類副作用的出現，一般會建議避免用高濃度及少於 5 個月。另外，對苯二酚也可能刺激皮膚，令皮膚痕癢，感到刺痛，因此使用前最好先諮詢醫生意見。

曲酸（Kojic Acid）

曲酸有抑制酪氨酸酶，從而達到美白效果，本身從真菌發酵時所提煉出來；市面上濃度多介乎 1 至 4%，正常使用下大致安全，但仍可引起刺激性皮炎，令皮膚痕癢，也有機會令皮膚較易曬傷，因此外用時亦要注意防曬。

壬二酸（Azelaic acid）

有去角質、消炎效果，雖然消炎效果慢，但因為此藥亦可抑制酪氨酸酶，有助去印，所以常用於暗瘡及暗瘡印的選擇。

果酸（Alpha-hydroxy acid）

請參閱暗瘡疤痕治療內容。

維生素 C（Vitamin C）

請參閱前文外用抗氧化物內容。

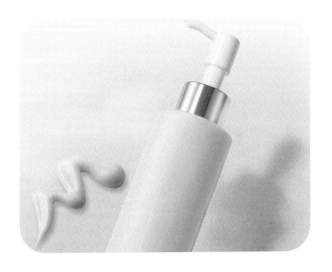

有矽 VS 無矽——
洗髮水

不少頭皮痕或頭屑較多的患者會嘗試自行更換洗髮水，其中常聽到的是換上無矽的洗髮水，亦有些人擔心用含矽的洗髮水會令頭髮變得暗啞，究竟有矽或無矽的洗髮水有甚麼分別？

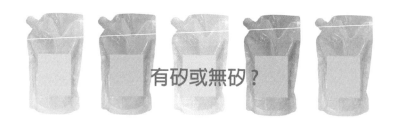

有矽或無矽？

〰 未必人人都適合用有矽的洗髮水

使用洗髮水可清洗頭皮、頭髮上的油脂及污垢，但部分潔淨能力太高的洗髮水於使用後可令髮絲受損；而矽（Silicones）可依附在頭髮上，令髮絲柔順。有研究顯示，矽的化合物（如 Dimenthicone）可減少頭髮因磨擦而引致的受損，從而減少折斷。

矢的化合物分為水溶及非水溶性，非水溶性的化合物較難被完全清洗，長期使用有機會累積，包裹着頭髮反而令滋潤產品減少滲入，令頭髮變乾，加上矢後亦增加髮絲重量，從而影響頭髮造型。所以，脂溢性皮炎患者應參考醫生建議選擇適合的洗髮水，不必特意選擇無矢產品。

水溶性矢化合物例子（含PEG字眼多為水溶性）：

- Dimethicone Copolyol
- PEG-8 Dimethicone
- PEG-12 Dimethicone

非水溶性矢化合物例子（字尾為cone多為非水溶性）：

- Dimethicone
- Cyclomethicone
- Amodimethicone（雖然是非水溶性，但因其化學特性而令其較難累積）
- Pheryl Trimethicone
- Dimethiconol
- Trimethylsilylamodimethicone
- Cyclopentasiloxane

∿ 起泡愈多愈好嗎？

除了矽之外，如果本身有頭皮敏感者，應留意洗髮水中的其他成分，如色素、人造香料等。其中一種較少留意的是 Sodium Lauryl Sulphate（SLS），這是一種常用於洗髮水、沐浴乳、牙膏表面的活性劑，令產品起泡。正常使用不會對人體有害，但卻可以刺激皮膚，令皮膚痕癢；所以有敏感人士亦可考慮選擇使用不含 SLS 成分的洗髮水。

患頭皮屑或銀屑病患者也常選用焦油（Tar）洗髮水，焦油其實可從不同的原料提煉出來，如煤或植物等。外用時可幫助控制細胞增生，從而達到去角質的效果，但焦油本身有一種獨特氣味，也會刺激皮膚；所以使用時需跟從指示，如用得太頻密或過量使用，可令頭皮變乾，甚至令皮膚痕癢。

後記

　　回想剛從公營機構轉職到私人機構時，工作上除了要處理病人對醫學美容的問題是一種新挑戰，對激光儀器和針劑注射方面也需要重新認識。除此之外，與每位病人的溝通時間變多了，令我自覺認識到不少朋友，當病人甚至其家人有甚麼喜事，如升學順利，結婚生子等都會令我感到欣慰；有甚麼難關，如得了其他疾病，工作不如意等都會令我憂心。

　　除此之外，病人更是我的老師，從醫學生年代開始，我從病人身上學到了不同病症的臨床表徵和對治療的效果；到了現在，我還是每一天也在與病人的相處中，學習到健康的重要性、對困難時樂觀面對的態度。

　　感謝每一位病人對醫護的信賴，感謝每一位在我行醫路上遇過的良師益友，感謝楊紫芝教授及黎青龍教授願於百忙中抽空為本書寫序，感謝家人對我無限量的支持！

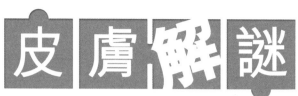

皮膚解謎
為你拆解逾 20 個惱人的皮膚問題

著者
陳湧

責任編輯
嚴瓊音

裝幀設計
鍾啟善

封面設計
JW

排版
楊詠雯

出版者
萬里機構出版有限公司
香港北角英皇道 499 號北角工業大廈 20 樓
電話：2564 7511　　傳真：2565 5539
電郵：info@wanlibk.com
網址：http://www.wanlibk.com
　　　http://www.facebook.com/wanlibk

發行者
香港聯合書刊物流有限公司
香港荃灣德士古道 220-248 號荃灣工業中心 16 樓
電話：2150 2100　　傳真：2407 3062
電郵：info@suplogistics.com.hk
網址：http://www.suplogistics.com.hk

承印者
中華商務彩色印刷有限公司
香港新界大埔汀麗路 36 號

出版日期
二〇二二年三月第一次印刷
二〇二四年七月第二次印刷

規格
16 開（220 mm × 150 mm）